열, 패혈증, 염증

세 번째 시리즈
이야기로 풀어보는 감염학

저자 유진홍

열, 패혈증, 염증

첫째판 1쇄 인쇄 | 2019년 10월 22일
첫째판 1쇄 발행 | 2019년 10월 30일

지 은 이   유진홍
발 행 인   장주연
출 판 기 획   김도성
책 임 편 집   안경희
편집디자인   양은정
표지디자인   김재욱
발 행 처   군자출판사(주)
　　　　　등록 제4-139호(1991. 6. 24)
　　　　　본사 (10881) **파주출판단지** 경기도 파주시 회동길 338(서패동 474-1)
　　　　　전화 (031) 943-1888   팩스 (031) 955-9545
　　　　　홈페이지 | www.koonja.co.kr

ISBN   979-11-5955-486-5
정가   20,000원

열,
패혈증,
염증

이야기 감염학 세 번째 책을 내며:

사람의 몸은 어떤 원리로 돌아가고 있을까?

이 의문을 시작으로 생물학과 생리학, 생화학, 그리고 병리학에 이르기까지 발달하면서 오늘날 의학의 근간이 되었다.

의학이라는 학문은 결국 질병과의 싸움을 다루는 것이기에 이러한 지식들은 각 질환들 마다 제각각 어떤 과정을 밟아서 질병이 되는지 따져 보고 규명한 성과물들의 집합체이다.

특히 필자의 분야인 감염에 있어서는 왜 열이 나는지, 패혈증은 어떻게 생긴 것인지, 그리고 도대체 염증이란 무엇인지가 감염병에 대한 본질적인 탐구 영역이다.

그동안 이야기 감염학 시리즈를 두 권 집필하면서, 첫 번째 책은 감염 질환 전반에 걸친 임상적인 지식을, 두 번째 책은 감염 질환에 꺼내 드는 무기인 항생제에 대하여 포괄적으로 다루다 보니, 자연스럽게 세 번째 타겟은 감염 질환의 본질을 겨냥하게 되었다.

사실 임상 의사들은 질환들과 싸우되, 찬찬히 심사 숙고하면서 임할 여유가 그리 많지는 않다. 왜냐하면 전쟁터이니까. 그럼에도 불구하고, 그들이 마주치는 질환들이 반드시 의학 교과서에 실려 있는 대로 움직여 주지 않는 경우가 적지 않다. 정석에서 벗어나 보이는 경과를 보일 때마다 올바른 판단과 임기응변이 필요하다. 이럴 때 필요한 것이 지능과 그동안 쌓아온 경험치, 그리고 알게 모르게 축적된 내공이다.

이 세 번째 책은 바로 그 마지막 미덕인 '내공'을 의식하고 기술하였다.

아련한 기억 속의 기초 의학 내지 자연 과학의 영역을 다시금 되돌아 보다 보면 우리 몸이 질병 시에 어떻게 돌아가고 있는지를 다시금 되새기게 되며, 내가 대처하고 있는 질환이 괴팍하게 변칙 전개를 보이더라도 실낱 같은 해결의 실마리를 잡을 수 있지 않을까?

결국 이번 책도 back to the basics 인 셈이다.

항상 하는 생각이지만, 공부는 즐겁게 해야 한다.

교과서적인 엄격한 문구에 너무 매달리지 말고, 각 지식들의 배경에 대해서도 눈을 돌리면서 알아가는 과정 또한 내 자신의 내공으로 갈무리하는 데에 좋지 않겠는가.

그래서 이번 책은 되도록 '다정하게' 접근하려고 노력을 많이 하였다.

가끔 아재 개그도 넣고, 직접 그린 만화(학창 시절에 학교 신문에 만화를 그리던 가락으로 말이다)도 삽화로 넣고 하는 식으로 말이다.

모쪼록 이 책이 독자 제현들에게 친근하게 다가갈 수 있다면 하는 것이 필자의 바람이다.

이 책도 사랑하고 존경하는 내 평생의 반려자에게 일차 검증을 받았다. 이번에는 자신의 전문 분야가 아님에도 불구하고 별 불평을 듣지 않았다, 하하하. 그리고 이 책이 세상에 나오게 하는 데에 열심히 임해준 김도성, 배혜주, 안경희, 그리고 군자 출판사 식구들에게 감사하며, 사랑하는 나의 가톨릭의대 감염내과학 교실 학과원들에게도 고마움을 전한다.

폭염과 2019년 광복절 즈음해서

저자 **유진홍**

2019년 8월.

유진홍 교수의 이야기 감염학 시리즈의 먼저 출판된 저서인 '이야기로 풀어보는 감염학'과 '항생제 열전'을 읽으면서 해박한 지식과 어려운 내용을 쉽게 이야기로 술술 풀어가는 능력에 감탄하였었다. 유교수의 강의를 들은 제자들도 정확하고 재미있는 예를 들어 쉽게 설명하는 교수님으로 기억한다. 이번에 시리즈3 저서인 '열 패혈증 염증'에 추천사를 의뢰받고 이번 책이 줄 감흥에 대한 기대와 아직 출간하지 않은 원고를 먼저 본다는 설레임이 나를 즐겁게 하였다. 서문에서 '열역학 법칙'과 '세상에 공짜는 없다'는 진리부터 꺼내고 '우리는 우주장기판의 알 하나이니 겸손하자'고 시작하는 게 심상치 않다. 이 책을 포함하여 유교수의 저서들은 모두 감염질환과 그 진단 치료 대책에 대한 기전을 기초 지식과 임상경험을 이어서 잘 설명하는 것이 가장 큰 특징이다. 역시 어려운 내용을 특유의 비유로 쉽게 풀어 설명하는 능력이 탁월함에 감탄한다.

이 책은 풍부한 생리학, 생화학, 미생물학, 약리학 지식에 임상을 통한 실전경험을 토대로 알기 쉽게 감염과 관련된 열과 염증 이야기 보따리를 크게 세 부분으로 엮었다. 첫 부분이 '열'이다. 열이 무엇인가, 왜 나는가, 어떻게 나는가, 임상적인 문제가 무엇인가 등 일반인도 이해하기 쉽게 불명열의 역사부터 술술 풀어간다. 에너지가 어떻게 모이고 흩어지는가, 세포가 열을 생성, 저장, 방출하는 단계, 혈관에서 만드는 열, 중추신경계의 발열 조절 기능, 국소 발열 장기의 이미지화와 이를 이용한 진단, 불명열 사례 등 여러 이야기를 엮었다. 결국 열은 결국 인체 세포 생명활동의 산물이고 신체 항상성의 근간이어서 낮아도 문제, 높아도 문제이며, 임상가가 불명열 환자를 대할 때 이해 숙지하여야 할 여러 지견을 요약하여 강조하였다.

패혈증 부분에서는 그 이야기 실력을 가장 잘 발휘한다. 패혈증의 정의와 이에 의한 인체의 질병상태에 이르는 과정과 패혈증에 대한 연구역사 설명에서 "나으리들(SIRs)을 태우고(CARS) 화성(MARS)에 모셔간다"는 비유 문구라든지 영화 소재를 들어 패혈증 환자에서는 남은 시간이 얼마 없다는 중요한 사실을 핵심으로 강조하는 유교수 나름 독특한 방식을 잘 보여준다. 표준 진단 기준에 맞지 않는 예외적인 임상례를 소개하면서 이들 사례가 학술적인 근거가 빈약하여 학술지에 발표하지 않았다는 사실은 좀 아쉬운 부분이다. 그런 증례 보고가 학술지에 반복 기록되면 합리적인 학술적 설명이 어렵더라도 일단 의학계가 그런 사례 발생에 대하여 공감대를 갖고 더 연구하고 세심하게 관찰하는 계기가 될 것이기 때문이다.

마지막이 염증부분이다. 흥미진진한 염증의 발생 기전, 수막염, 폐염, 심내막염을 실제 사례와 함께 과거 역사와 이를 연구한 임상가들의 이야기로 엮었다. 염증이 우리 몸 모든 장기에 다 나타나지만, 수막염, 폐염, 심내막염 만을 대상으로 책에 소개한 것은 이들 염증이 환자의 위중한 예후와 밀접하면서 조기 진단에서 자칫 놓칠 수도 있는 복잡한 질병이기에 감염내과 의사로서 당연한 식견이다. 마지막으로 감기를 다루었는데, 추울 때 감기에 잘 걸리는 기전을 바이러스가 빈집털이하는 것이라는 표현은 기막힌 비유로 딱 들어맞는다. 원인 바이러스에 대하여도 저자의 미생물학적 기반지식을 토대로 알기 쉽게 정리하였다.

이 책의 저자인 유진홍 교수는 기초가 튼튼한 내과의사로서 주제인 열, 패혈증, 염증 모두가 혈관질환임을 일관된 이야기로 강조한다. 그야말로 내공이 확실한 감염학 전문가이다. 서문에서 '세상에 공짜가 없다'고 말한대로 엄청 노력하고 공부한 덕일 것이다. 전형적인 공부를 즐기는 유형의 임상가이다. 아울러 이 책에는 의사들이 환자들에게 설명할 때 써먹으면 좋을 표현이 많아서 특히 임상가들에게 의학지식 외에도 건질 것이 많다. 모든 임상가들이 읽어보기를 권한다.

홍성태

서울대학교 의과대학 열대의학교실 교수

대한의학회 간행이사

Journal of Korean Medical Science 편집인

대한의학학술지편집인협의회 명예회장

contents

열THE FEVER

패혈증THE SEPSIS

염증 THE INFLAMMATION

세상에 공짜는 없다

열

THE FEVER

요즘 유행하는 표현 중에 '행복 회로를 돌린다'는 말이 있다.
여러 경우에 우스개로 쓰이긴 하지만, 이 표현에는 인간이라면 누구나 가지는
바람과 욕망이 내포되어 있다.

'세상 모든 일이 나에게 유리하도록 알아서 자동으로 돌아가고 이루어진다면 얼마
나 좋을까?'

하지만 현실은 매우 냉정하다.
내가 100원만큼의 무언가를 획득하려면 반드시 100원만큼 내가 갖고 있는 것
을 내 놓아야 한다.
이게 진리다.

이와 관련해서 흔히 드는 예를 하나 언급해 보자.
종이에 불을 붙인다고 하자. 어떤 일이 벌어질까?
'치지직~~!' 하고 탈 것이다.
유식하게 화학식으로 표현하면 다음과 같다.

종이 + 산소 → 연기 + 한 줌의 재 + 이산화탄소 + 물 + 열(heat)

여기서 '열'이란?

종이가 원래 갖고 있던 에너지가 열이라는 다른 형태로 둔갑하여 주위 세상으로 산산이 흩어지는 것이다.

그런데, 이 에너지는 열로 흩어지면서 영원히 사라졌을까?

천만에!

종이가 있던 그곳에서는 사라졌을지 몰라도, 주위로 흩어져버린 에너지는 이 우주를 절대 벗어나지 못한다.

다시 말해서 에너지는 형태만 바꿨을 뿐, 우주 안에서는 그대로 보존되어 여전히 존재하는 것이다.

이것이 바로 열역학 제1법칙이다(the 1st law of thermodynamics).

그리고 종이가 타 버림으로 인해서 종이 주위는 엉망진창 무질서한 상태가 더 심해진다.

그 결과, 우주의 무질서도, 즉 엔트로피(entropy)는 증가한다.

이것이 바로 열역학 제2법칙 되시겠다.

종이가 타버려 재와 연기로 남는 반면,

재와 연기를 합치고 여기에 물과 이산화 탄소를 가하면 다시 종이가 '짠!' 하고 나타날까?

당연히 안 된다.

왜냐하면 복원하기 위해 써야 할 자금, 즉 에너지가 없기 때문이다.

종이가 탔다는 것은, 종이를 이루는 분자들의 결합들이 단단히 유지되도록 하는 에너지가 방출되었다는 뜻이다.

이 에너지를 자유 에너지라고 한다.

좀 거칠게 비유하자면 일종의 비용이라고 보면 되겠다.

무언가를, 다시 말해서 화학 반응을 일으키려면 공짜로 할 수 없다.

충분한 대가, 즉 푸짐한 예산을 집행해야만 진도를 나갈 수 있는 것이다.

요약하자면, 일이 되게끔 진행된다는 것은 항상 자유 에너지를 잃는(예산을 쓰는) 방향으로 간다는 의미이다.

(자유 에너지가 음의 값을 가진다는 것은 뭐다? → 충분한 예산을 쓸 수 있다. 즉, 그 반응은 필연적이자 자발적으로 진행된다는 뜻이다.)

그래서 반응의 방향은 항상 에너지가 높은 데서 낮은 곳으로 흐르게 마련이다.

문제는 에너지를 잔뜩 가지고 있다고 해서 그 물질이 알아서 반응을 진행시키지는 않는다.

그렇지 않다면 종이는 저절로 탈 것이고, 이 글을 읽고 있는 우리들 또한 타노스의 손가락 스냅에 속절없이 당하는 것처럼 저절로 먼지가 되어 사라질 것이다.

그럼 왜 이런 황당한 일이 '인피니티 워'에서만 가능하고 현실은 그렇지 못한가?

이는 각 삼라만상 내면의 분자 결합들이 탄탄하게 유지되고 있어서이다. 조금 더 자세히 말하자면, 반응이 일어나기 위한 시작점에 에너지 문지방이 버티면서 진행을 막아주기 때문이다.

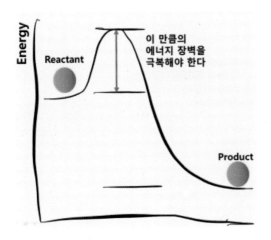

고로, 반응이 일어나려면 이 에너지 장벽의 둔덕을 상당 부분 깎아 쳐내야 한다.

종이의 경우라면? 성냥을 그어서 낸 불(산소)로 에너지 장벽을 쳐 낸다. 그 결과 치지직 하면서 반응이 진행되는 것이다.

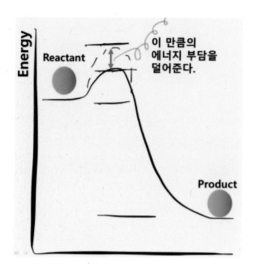

생명체에서는 이런 역할을 하는 것이 무엇일까?
바로 효소(enzyme)이다.

타노스는?

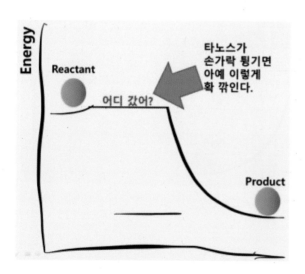

아예 에너지 장벽이고 뭐고 다 싹쓸이로 깎아 버린 것이다.
다시 정리해 보자면, 가만히 잘 있는 삼라만상으로 하여금 에너지라는 비용을

마구 뿌리면서 반응이 일어나게 하려면 에너지 장벽의 둔덕을 쳐 내버리는 일격이 필요하다. 이를 활성화 에너지(activation energy)라고 한다.

결국 세상 만사는 가만히 앉아서 상상만 해서는 아무 일도 일어나지 않으며, 무언가를 해야만 한다는 것이다.

아무런 비용도 치르지 않고 세상 만사가 내가 바라는 대로 저절로 이루어진다?
절대로 있을 수 없는 일이다.

✔ 일단 충분한 실탄(free energy)을 보유하고 있어야 하고
✔ 이 실탄을 쓸 수 있도록 하는 시발점이 제대로 점화되어야 하기 때문이다.

최소한 이 두 조건 중 어느 하나라도 충족되지 못하면 아무런 변화도 일어나지 않는다.
이걸 봐도 역시 세상은 나를 중심으로 돌아가는 것이 결코 아니며, 우주가 움직이는 이치로 모든 것이 돌아가는 것이다.
나는 우주 작동 원리를 이루는 하나의 장기 알에 지나지 않을 뿐이다.
그래서, 우리는 우주 안에서 항상 겸손해야 한다는 말씀.

생각의 범위를 나의 몸으로 좁혀봐도 마찬가지다.
내 몸이 지금 작동하고 있는 것은 저절로 알아서 돌아가는 것이 아니다.
찰나의 순간에도 무언가 대가를 치르고 그만큼 얻은 것을 원동력으로 돌아가는 것이다.
이제부터 논할 열과 패혈증, 염증에 대해 알아보는 여정도 이렇게 '세상에 공짜란 없다'는 핵심을 잊지 말고 임해야 제대로 이해할 수 있을 것이다.

Fever of unknown origin (FUO), 즉 불명열 혹은 수수께끼의 발열 질환은 지금도 의료진들의 골치를 아프게 하는 질환 집단이다.

이 질환군이 체계적으로 정리된 것은 1961년 Petersdorf와 Beeson이 100명의 증례들을 정리해서 발표한 'Fever of unexplained origin: Report on 100 cases' 논문에서부터 시작된다.

이 논문이 발표되기 이전에도 불명열 사례들에 대한 보고들은 꽤 있었으나, 제대로 분류를 해서 발표된 것은 이 논문이 처음이다. 또한, 각 환자 증례들 하나하나 끝까지 추적한 최초의 연구라는 점에서도 기존 보고들과 차별화된다.

FEVER OF UNEXPLAINED ORIGIN: REPORT ON 100 CASES

ROBERT G. PETERSDORF* AND PAUL B. BEESON

From the Department of Internal Medicine, Yale University School of Medicine, New Haven, Connecticut

TABLE OF CONTENTS

1961년이라.. 허, 참..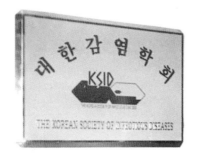

1961년이라면 우리 나라에서는 5.16 군사 정변이 일어났고, 내 모교 가톨릭 의과대학의 제1회 졸업생 선배들이 명동 성모병원에서 전공의 1년차로 햇병아리 걸음마를 시작하였던 해이다. 또한, 정희영, 故 전종휘 교수님 등 일군의 감염 전문가들이 그 해 10월 처음으로 대한감염학회를 창립했던 해이기도 하다.

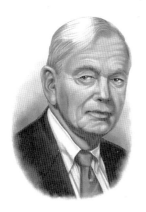

(대한감염학회 초창기 로고. 2011년 50주년까지 쓰이고 이후부터는 새로운 로고로 바뀌었다.)

이렇게 놓고 보니, 진짜 고전 중의 고전 논문 맞다.

*두 분의 고수와 해리슨
이 논문의 저자인 Petersdorf와 Beeson은 또 누군가.
먼저 제1저자이신 Robert G Petersdorf (1926-2006)부터 보자.

이 분은 한 마디로 천재였다. 베를린에서 태어나 2세때 미국으로 이주했고, 엘리트 코스를 거치면서 예일대, 존스 홉킨스 대학에서 수련했으며 38세에 우리 나라로 치면 의사협회 회장을 역임했다. 역대 최연소 회장이었다고 한다. 이후로도 각종 의료계 요직과 의대 학장 등을 거치면서 후학을 양성하였다. 이 분의 주요 분야가 바로 불명열이었으며 곧이어 소개할 Beeson 교수와 함께 불명열의 체계를 세웠다. 아울러 1차 의료에도 지극한 관심을 보여서 가정의학과 일반내과 의사 양성에도 매진했다고 한다. 우리 내과의들에게는 특히 해리슨(Harrison's Principles of Internal

19

Medicine) 교과서의 대표 편집위원장으로 잘 알려져 있다.

해리슨 교과서는 1950년에 앨러배마 의과대학의 순환기내과 교수이던 Tinsley R Harrison (1900-1978)이 주도하여 초판을 발행한 교과서이다.

이후 개정을 거듭하면서 오늘날 내과 교과서의 최고봉이자 바이블이 되었다.

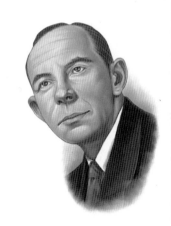

Petersdorf는 1968년부터 Harrison에 이어 이 교과서의 편집 위원장을 20여 년 동안 역임한다.

그는 2006년에 뇌졸중과 그 합병증으로 인해 80세의 나이로 영면하였다.

Paul B Beeson (1908-2006)은 미국과 영국을 넘나들면서 내과 분야의 연구와 교육에 화려한 발자취를 남긴 분이다.

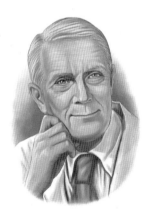

뉴욕 병원, 브리검 여성 병원, 에모리 의대를 거쳐 예일의대 내과 과장으로 재직하던 중에 매우 똑똑한 전공의 의국장을 만나는데, 그가 바로 Peters-dorf였다. 이후 둘은 환상의 짝이 되어 불명열 분야에 큰 업적을 남기게 되는 것이다. 그는 불명열뿐 아니라 노인의학에도 큰 업적을 남긴다. 해리슨 교과서의 대표 편집인이었으며, 해리슨 교과서와 쌍벽을 이루던 Cecil 교과서(1927년에 초판이 나왔으니 사실은 해리슨보다 선배 격인 교과서이다)의 대표 편집인도 겸임하였다. 공교롭게도 그 또한 Pe-tersdorf처럼 2006년에 별세하였다. 당시 98세의 연세였으니 대단히 장수하신 셈이다.

*해리슨 교과서로 공부하면 낙제한다?

하하.. 해리슨 교과서 얘기를 하다 보니 내 학창 시절에 천 페이지가 넘게 두툼한 해리슨 교과서를 처음 손에 쥐었던 기억이 새록새록 올라온다.

그때가 1982년이었지. 내가 맨 처음 만난 해리슨 교과서는 10판이었고 아직 Petersdorf가 편집했던 버전이었다.

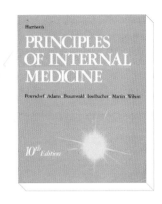

학생 시절에 야마나 족보를 보지 않고 해리슨 읽으면 낙제한다는 선배들의 조언도 생각난다. 그러나 말이 그렇지, 실제로는 개념 이해를 위해서 몇몇 단원이라도 안 읽을 수가 없었다. 당시엔 지금보다 정리가 잘 된 부교재들이 별로 없어서 맨땅에 헤딩이 불가피했었기 때문이다. 특히 내과 임상 실습을 10여 주 도는 동안 숙제 작성을 위해서라도 읽어야 했었다.

이 10판이 또 기억에 남는 이유는, 아마도 유일하게 한 권짜리였던 마지막 판이었다는 것 때문이기도 하다.

이 회색 판형은 두 권짜리였지만, 아시아판의 경우 회색판보다 작고, 시퍼런 색 하드커버에 깨알 같은 글씨로 가득 찬(현재 노안인 내 시력으로는 읽기가 불가능할...) 한 권짜리로 나왔었다. 그래서 약간 무거웠지만 손에 들고 다닐 만했었다.

20판까지 나온 오늘날에는 상상도 못할 일이다.

*이 논문의 중요한 역사적 의미 두 가지

이 1961년 논문에서 두 저자는 두 가지 중요한 사항을 정리해 주셨다.

하나가 불명열의 정의다: 섭씨 38.3도(화씨 101도)의 체온이 3주 이상 지속되며, 1주일간 열심히 온갖 검사를 해도 원인을 알 수 없을 때.

나머지 하나가 불명열의 원인들을 중구난방으로 열거하지 않고, 감염에 의한 것과 아닌 것들로 분류를 하였다.

감염질환, 암, 자가면역질환, 폐경색증, 기타 등등으로 말이다.

이렇게 일단 제대로 분류를 함으로써 향후 불명열을 이루는 질환 집단에 대해 체계적으로 선별하여 접근할 수 있는 길을 연 것이다.

*투박하지만 꼼꼼한 추적 기록

이들 100명 증례는 1952년부터 모으기 시작해서 1957년에 일단 완료한다. 당시 126명이 모였었는데, 이들을 추적하는 과정에서 최종 100명으로 추려진다. 이 30페이지짜리 긴 논문을 읽어보면 각 환자들마다 향후 어떻게 되었는지 끝까지 추적한 기록들이 자세히 적혀 있다.

현대와 비교해서 1961년 당시에는 사실 변변한 진단 수단이 없었기 때문에 훨씬 더 악전고투를 할 수밖에 없었고, 그러한 고민과 괴로움, 가끔씩 거두는 개가에 대한 환희가 가감 없이 다큐멘터리처럼 잘 기술되어 있다.

지금의 기준으로 보면 약간 촌스러운 느낌까지 주는 논문이지만, 사실 이렇게 투박한 기술이야말로 실제 임상에서 겪는 일들을 날 것 그대로 중계해 주는 것이라 오히려 더 도움이 된다.

*남의 배라고 함부로 갈라?

당시엔 CT, MRI도 FDG-PET/CT도 없었기에 진단에 엄청나게 애를 먹었을 것이다.

주로 꼼꼼한 병력 청취와 진찰, 그리고 필요하면 겁먹은 환자를 설득하고 외과에 부탁해서 배를 갈라 보는(explorative laparotomy) 식으로 원인 규명에 임했다. 와~ 말이 쉽지, "환자 분의 발열 원인을 알기 위해 당신의 배를 갈라보겠습니다"라는 요지로 설득시키려면 얼마나 힘들었을까. 멱살이나 안 잡히면 다행이었을 것이다. 오늘날은 복부 CT로 다 해결되니 문명의 이기에 감사를 드려야 한다.

의료 기술의 발달은 불명열을 이루는 질환들의 판도도 바꿔놓았다. 1961년 논문에 기술된 불명열 원인 질환들은 오늘날의 진단 기술을 적용하면 80% 이상이 당일로 다 규명되는 것들이다.

요즘은 진정한 의미의 불명열은 가뭄에 콩 나듯이 가끔씩 나올 뿐이다. 불명열이라는 늪에 빠지기 전에 다 규명되어 버리니까.

*Periodic disease(주기성 불명열)

이 논문에서 기술하는 질환들은 결핵, 암, 자가면역 질환 등 비교적 친숙한 질환들이다. 그런데, 한 군데 시선을 끄는 대목이 있다. 1주일 혹은 한달 간격으로 열이 났다가 가라앉았다가 하는 수수께끼의 질환군.

복통, 관절통 등이 동반되고 아무리 검사를 해 봐도 원인은 알 수 없고, 그러다가 허무하게 호전된다. 그러나 일정한 주기가 지나면 다시 같은 증상으로 오곤 하며, 그렇게 수십 년을 살아오는 환자도 있다.

이 논문에서는 체내 스테로이드 대사의 이상이나 etiocholanolone 같이 열을 일으키는 물질 등을 의심하고 있으며, 대표적으로 가족성 지중해 열(Familial Mediterranean Fever, FMV)을 들고 있다.

1961년 당시의 수준으로는 거기까지가 최선이었을 것이다.

이 질환군은 오늘날 자가염증 질환군(autoinflammatory syndrome)으로 정리가 되어 있다.

자가면역질환과는 달리 자가항체나 자가면역세포가 있는 것이 아니며, 굳이 비유를 하자면 일종의 자가 발화 같은 것이다. 앞서 예를 든 FMV의 경우, 유전자 이상으로 염증을 제어해 주는 pyrin이 변질되어 발열이 생긴다. 그러나 꼭 유전적인 요소에 의해서 만도 아니다. 임상에서 종종 만나는 질환으로는 스틸씨 병(adult-onset Still's disease)이 있다. 현재는 inflammasome과 pyrin의 변질, 그리고 이로 인한 interleukin-1 beta의 부적절한 활성화 등으로 설명이 되고는 있다. 하지만, 이는 이 논문에서 고찰한 바와 같이 비록 투박하나마 꼼꼼하게 추정을 하고 고민을 했던 선학들의 노력들이 오랜 세월 축적되었기에 가능했을 것이다.

선배 제현들에게 다시금 경의를 표한다. Rest in peace!

*불명열은 희귀질환이 아니다-고전을 읽는 이유
이 논문의 말미에 있는 결론 부분에는 그 유명한 어록이 담겨 있다.

"불명열 환자들은 매우 드물디 드문 질환으로 고생하는 것이 절대 아닙니다. 알고 보면 너무나 흔한 질환들이 전형적이지 않은 모양으로 우리를 현혹해서 그렇게 되는 것일 뿐입니다."

한 마디로, 불명열을 규명하는 데 있어서 정석에 충실하게 공략을 하라는 말씀이다.

이는 1961년 당시뿐 아니라 오늘날의 임상에서도 유효한 금언이다.

이래서 가끔은 첨단 논문뿐 아니라 케케묵은 고전 논문도 읽어 봐야 하는 것이다.

논문 출처:

https://journals.lww.com/md-journal/Citation/1961/
02000/FEVER_OF_UNEXPLAINED_ORIGIN__REPORT_
ON_100_CASES_.1.aspx 에 가면 30페이지 전문을 pdf로 다운
로드 받아서 읽을 수 있음.

감염병 전문가는 사람에게서 나는 열을 다룬다.

열이라..

영어로는 heat라고 하지만, 인간에게 나는 열은 통상적으로 fever라고 한다. 열사병에 해당하는 고체온증(hyperthermia)도 있지만, 용어의 혼동을 피하기 위해 편의상 heat는 열로, fever는 발열로 부르곤 한다.

열(발열)을 다루는 과이기 때문에, 타과에서는 발열이 생기면 감염내과부터 부른다.

사실 발열이 있다고 해서 반드시 감염은 아니며 다른 비 감염성 요인들에 의한 경우도 꽤 많다.

그래서 발열로 감염내과부터 부르면 어떤 당직 선생님은

'열 나면 다 감염이냐?'라며 짜증내는 경우도 가끔 있다.

그런데.. '열 나면 다 감염입니다'라는 전제를 먼저 깔고 시작하는 것이 감염내과의 기본 자세이다.

감염내과는 감염만 다루는 것이 아니고, 발열을 일으키는 다른 질환들을 감별하는 것도 중요한 임무이기 때문이다.

좀 귀찮지만 할 수 없다. 그러라고 있는 과니까.

자, 임상에서 수도 없이 부딪히는 이런 문제들에 대해서는 할 말도 많지만 이는 나중에 하기로 하자.

여기서 다루고 싶은 주제는 따로 있다.

발열 질환을 다루면서 오랜 세월을 지내다 보니, 발열 및 열이라는 것에 대해 보다 원초적으로 들어가서 다시금 따져보고 싶은 충동이 일기 시작했다.

다른 게 아니다.

"도대체 '열'이란 무엇이지?" – 여기서는 '발열(fever)' 말고 '열(heat)'에 대한 근원적 의문이다.

태초에,

다시 말하자면 빅뱅이 일어난 바로 그때부터 지금까지, 그리고 미래에도 이 우주에는 유령이 하나 떠돌아다니고 있다.

그게 뭐냐고? 공산주의?

아니다.

바로 에너지다.

에너지는 우주가 시작된 그때부터 있었고, 조금도 변하지 않은 채로 지금 이 시각에도 그대로 보존되어 있다. 에너지는 새로 만들거나 소멸될 수 없다. 이 우주 안에서 에너지는 영원하다. 단지 여러 형태로 바뀔 뿐이다. 대표적인 것이 열과 그 저장소 혹은 배터리인 ATP이다.

에너지는 우주 안에서 우두커니 있을 수도 있지만 여기 저기 전달되기도 한다. 이러한 이동을 위해서 행해지는 방법이 일과 열이다. 즉, 에너지란 일을 하거나 열을 발생시킬 수 있는 능력을 총칭하는 것이다.

식으로 요약하자면:

에너지 =
어떤 형태로도 바뀔 수 있는 소지를 가진 에너지(열이 대표적인 예)
+ 운동 에너지

일이란 일정한 거리에 걸쳐서 작용한 힘을 뜻한다.

어떤 '일'이 외부의 개입 없이 일어나면, 즉 자발적으로 일어나면 생성물은 반응물보다 낮은 에너지를 가진다. 즉, 그만큼의 에너지가 주위로 산산이 흩어졌다는 얘기다. 그러나 이미 언급했듯이 사라진 것은 아니다. 반응이 일어난 '그 곳'을 떠나 그 '주위'로 이동했을 뿐이다. '그 곳'과 '주위'를 다 합친 '우주'에서는 여전히 에너지가 액면 그대로 남아 있다.

이러한 에너지의 흐름이 곧 열이다.

세상 만사를 화학적인 관점에서 본다면 화학 반응은 크게 두 가지로 대별된다.

- ✔ 반응이 일어나서 열이 발생한다면 이는 에너지가 열의 형태를 하면서 우리로부터(공식적으로는 system으로부터라는 표현이 정확하다) 주위로 방출됨을 뜻한다. 고상하게 표현해서 좀 어렵게 들리겠지만, 한 마디로 열이 팍팍 나는 그런 상황이다. 이를 발열 반응(exothermic reaction)이라 한다. 즉, 우리 system에서는 에너지를 소비했고, 그 결과 주위로 에너지가 흩어진 상황이다 (이리하여, 우주의 엔트로피가 증가한다).

- ✔ 반면에 열을, 즉 에너지를 우리 system으로 끌어오는 반응이 있다. 다시 말해서 에너지를 '저장'하는 반응은 열을 빨아들인 것이므로 흡열 반응이라 한다. 인간의 몸 속에서 일어나는 흡열 반응의 전형적인 예는 무언가가 합성되는 것을 들 수 있다. 어떤 화학 결합(linkage)를 단단히 결속하는 반응들을 말하는데, 이 linkage에 에너지가 저장되는 것이다. 대표적인 예가 바로 ATP이다.

그렇다면, 사람에게서 열이 난다는 것이 무엇에 의해서인지를 충분히 유추할 수 있다.

우리 몸의 세포 내에 있는 물질들의 화학 결합이 팍팍 끊어지는 현상으로 인하여 에너지가 흩어지는(에너지를 사용하는) 상황들 모두를 포괄한다.

예를 들어, 운동을 열심히 하는 과정이라면, 신체 내 여기저기서 화학 결합을 팍팍 끊으면서 에너지를 사용해야 한다. 다시 말해서, ATP 등의 결합을 끊으면서 에너지를 마음껏 사용하는 것이다.

감염병에 의한 질병 상태가 되면 침략자를 막기 위해 신체 여기 저기서 전쟁이 일어난다. 전쟁에서 필요한 것은 강인한 완력과 투지뿐 아니라 강력한 무기와 특히 군량미(에너지)가 필요하다. 당연히 곳곳에서 에너지가 잔뜩 소모되어 발산된다. 바로 '열'이라는 형태의 에너지로서 우리 몸의 주위로 산산이 흩어지는 것이다. 이게 바로 발열이다.

우리가 체내에서 ATP 등을 만드는 과정은 매우 정교하게 이루어져 있다. 포도당 분해(glycolysis), Krebs cycle, 미토콘드리아 내에서의 oxidative phosphorylation(혹은 electron transport system, 전자 전달계)이 치밀하게 결합하면서 엄청난 양의 ATP를 만들어서 저장하는 것이다. 만약 이 정교하고도 치밀한 일련의 대사 과정이 끊어진다면(예: uncoupling of electron transport), ATP가 만들어지지 못한다. 그런데 에너지는 그대로 있다. 그 결과는? 당연히 방출된다. 바로 '열'이라는 형태로.

03. 왜 하필 우리 체온은 섭씨 36~37도가 정상일까?

열이란 무엇인지 어렴풋하게나마 감을 잡고 나면, 자연스럽게 또 다른 의문이 머릿속에 떠오른다.

우리 인간들의 정상 체온은 왜 하필 섭씨 36~37.5도 범위일까?
아예 체온이 영하일 수는 없나?
아니면 100도까지는 아니더라도 한 70도 정도 뜨거운 인간이 될 수는 없는 것일까?

일단 낮은 온도부터 따져 보자면,
우리가 살아있는 생물인 이상 적어도 영하의 체온은 있을 수가 없다.

살아있다는 건 무엇인가?
대사를 한다는 것이다.

대사를 하면 무슨 일이 생기지?
화학결합(linkage)들이 끊어지면서 에너지들이 방출된다. 열이라는 형태로.
따라서 우리 몸은 데워질 수밖에 없다.
그리고 유지한다.

그래서 우리 인간은 내온(endothermy) 내지 항온(homeothermy) 동물이다.
겨울왕국의 엘사 공주, 일본 요괴인 설녀, 배트맨의 빌런들 중 하나인 미스터 프리즈, 의천도룡기에서 한빙장을 구사하는 청익복왕 위일소.. 이런 캐릭터들은 현실에선 있을 수가 없는 것이다.

높은 온도는 어떨까?
인간의 세포는 섭씨 42도를 넘어가는 순간부터 무력화된다.
더 올라가면 새까맣게 불타버리는 건 자명한 것이고.
판타스틱 4의 불 사나이 휴먼 토치는 현실에서 있을 수가 없는 것이다.

그럼 왜 하필이면 36~37.5도일까?
사실은 아직도 명확히 규명된 것은 아니다.

흔히들 추측하는 것으로, 체내 효소가 활약하기에 가장 적합한 온도이기 때문이라고 설명하기도 한다. 그러나 이는 옳은 설명은 아닌 것 같다. 사실 효소는 그보다 높은 온도(40도 정도)가 더 최적의 활동 조건이기 때문이다.

최근 들어 면역계의 대가인 Arturo Casadevall 연구진이 이 온도 범위를 설명할 수 있는 유력한 학설을 내놓았다.
요약하자면 생명에 위협을 줄 수 있는 침습성 곰팡이 균종들을 효과적으로 막아낼 수 있는 적정 온도가 바로 그 범위라는 것이다(그럼 무좀은 도대체 뭐냐고 반문할 수 있는데, 무좀은 침습성이 아니고 표재성, 즉 피부 겉에서만 서식하는 곰팡이니까 여기서는 논외다. 무좀이 생명을 앗는 수준은 아니니까).
파충류나 양서류 같은 변온동물들은 곰팡이 감염에 취약한 반면, 인간을 비롯한 포유류는 평균 36~40여 도의 체온을 유지하기 때문에 상대적으로 침습성 곰팡이 감염이 매우 적다. 다시 말해서 적자 생존을 위한 선택의 결과인 셈이다.

그렇다면 체온이 섭씨 40여 도 이상이면 더더욱 좋지 않을까?
하지만 그런 경우엔 또 다른 문제에 봉착한다.
그 높은 온도를 유지하기 위해서는 그만큼 대사를 더 빡세게 돌려야 한다.

그러려면 상상할 수도 없는 어마어마한 식량을 섭취해야 하며, 우리 몸의 내부는 평생 과로에 시달리게 된다.

감당할 수 있겠는가?

결국 36~37.5도 범위에서 정상 체온이 형성되는 것은 그것이 가장 생존에 적절한 온도라는 얘기이다.

이는 진화 과정에서 영겁의 세월에 걸쳐 이루어진 시행착오와 조정과 타협의 산물, 즉 적자 생존 내지 선택의 결과라고 추론할 수 있다.

이러한 타협점은 포유류 종마다 각자 조금씩 다르다.

인간이 36~37.5도인 반면에 닭은 42도 정도, 박쥐가 40도 정도, 개, 돼지들(응?)은 대략 39도 정도가 정상 체온이다.

플랜더스의 개의 마지막 안타까운 대목에서 서로 얼싸안고 최후를 맞이하는 넬로와 파트라슈를 생각해 보면, 넬로가 파트라슈를 안은 것이 아니고 파트라슈가 넬로를 품고 있다. 몸집의 차이에 의해서이기도 하지만, 아무래도 파트라슈가 좀 더 따뜻해서 그랬던 게 아닐까?

04. 우리 몸에서 열은 어떻게 생겨날까

자, 이제 우리 몸은 어떻게 열을 발생시키는지 찬찬히 짚어보자.

앞서 언급했지만, 우리는 살아있기 때문에 세포마다 항상 뭔가 일을 하고 있다.

이게 소위 말하는 기초 대사량(basal metabolic rate)이다.

일단 이걸로 기본적인 열 생성을 깔아 놓는다.

*평화 시

그리고 더 살겠다고 무언가를 먹는다.

이렇게 배 속에 들어온 음식들이 흡수되면서 또한 대사가 된다.

최종 목표는 에너지로 저장하기 위해서다.

좀 더 자세히 말하자면 glycolysis, Krebs cycle, oxidative phosphorylation의 일련 과정을 거쳐서 ATP를 대량 만들어 저장한다.

그런데, 섭취한 음식이 100% 다 ATP가 되는 건 아니다. 그럴 리가 없지.

여러 단계를 거치는데, 그 과정들 하나하나가 공짜로 진행될 리가 있는가?

무언가 대가를 치루어야 그 다음 단계로 나아가지.

그래서 만약 공짜로 진행되었으면 고스란히 저장되었을 에너지를 100이라 한다면, 그 중 1/3은 ATP가 되지 못한다.

이게 의미하는 것은?

저장되지 못하고 쓰였다는 뜻이다.

어떤 형태로?

당연히 '열'로 소비된 것이다. 그래서 음식을 먹고 나서 열이 발생하는 것이다.

여기까지는 평화로운 시기에 한해서의 이야기이다.

그런데, 평화가 깨지는 순간이 온다면?

이제까지 설명한 것들에다가 무언가 더 방법들을 추가해야 할 것이다.

*전시 상황에서

전시 상황은 크게 두 가지 정도로 대별할 수 있다.

하나가 추위에 노출되었을 때이고,

나머지 하나가 정말로 추운 게 아닌데, 춥다고 느끼게 되는 상황이다. 다시 말해서 질병 상태.

먼저 진짜 추위를 접하는 경우부터 살펴보자.

우리 몸은 이 추위 때문에 빨리 체온을 올려서 수습하는 반응을 즉각 취할 것이다.

이 즉각 조치는 물리적인 방법과 화학적인 방법으로 행해진다.

특히 물리적인 방법이 중요한데, 그게 바로 파르르 떨기(shivering)이다.

Shivering이란 체온이 내려가면 근육 구성 단위인 근방추(muscle spindle)가 일제히 봉기하여 파르르 떠는 반사적인 현상이다. 각각의 단위들이 쭉쭉 스트레치하기를 반복하는데, 그 과정에서 격하게 마찰을 하여 에너지를 소모함으로써 열이 발생하는 것이다. 이는 기초 대사로 발생하는 열에 비하여 대략 다섯 배 정도 더 많은 열을 짧은 시간에 발생시킨다. 그러니 체온이 안 올라갈 수 있겠는가?

사실 이 '마찰'이 바로 핵심이다. 이는 비단 shivering뿐 아니라 혈액에서도 작용한다.

나중에 설명하겠지만, 발열과정으로서 교감 신경 작용이 작동하여 열 손실을 최소화 하기 위해 혈관이 수축된다. 그렇게 되면 상대적으로 혈관 내부는 좁아지고, 그곳을 통과하는 혈액이 그만큼 좁은 데서 부대끼게 된다.

혈액의 흐름은 수돗물 쏟아지듯이 일제히 콸콸 흐르는 게 아니다. 혈액이란 물과 더불어 적혈구, 백혈구 등이 복작대면서 좀 끈적이는 액체이다. 그래서 자연스럽게 웨하스 과자 한 올 한 올처럼 납작한 판들이 제각각 다른 속도를 가지고 흐르는 양상이다. 이를 층류(laminar flow)라고 한다.

이 층들 하나하나가 더 좁아진 혈관 속에서 부대끼며 흐른다고 상상해 보자. 게다가 느긋하게 풍류를 즐기며 흐르는 것도 아니다.

혈류는 대동맥에서는 초당 40 cm의 속도로 흐른다. 대정맥에서는 초당 15 cm의 속도다. 번개가 따로 없다.

그나마 가장 작은 모세 혈관에서 조차도 초당 0.03 cm다. 엄청 빠르지.

그 결과는?

층들끼리 서로 마찰을 해 댈 뿐 아니라, 혈관 벽도 엄청 빠른 속도로 마찰을 해 가면서 쉭쉭 지나간다.

열이 발생 안하고 배기겠는가?

Shivering과 마찰. 이것만으로도 체온을 올리는 데는 충분하다.

그런데, 비물리적인 기전(non-shivering thermogenesis)도 체온을 올리는 데에 기여한다.

특히 신생아 같은 경우는 shivering 능력이 시원치 않다.

그래서 동원하는 수단이 갈색 지방조직을 깨서 열을 만들어내는 방법이다.

이 과정에는 norepinephrine (NEp)이 관여한다.

갈색 지방조직이 깨지면 triglyceride가 떼거지로 나오고, 이는 glycerol과 fatty acid 떼로 다시 찢어진다.

이들이 연료로 소비되면서 열이 발생하는 것이다. 이 과정에서 갈색 지방 조직에 풍부하게 분포되어 있는 미토콘드리아에서는 마땅히 수행해야 할 ATP 생성 과정을 제대로 해내지 못한다. 즉, oxidative phosphorylation 이 진행되지 못하는 소위 uncoupling이 일어나는 것이다. 에너지가 ATP로 저장되지 못하면 어떻게 된다?

열 에너지로 바뀌어서 흩어지는 것이다.

$$\text{triglyceride} + 3\,H_2O \longrightarrow \text{glycerol} + \text{fatty acids}$$

triglyceride   glycerol   fatty acids

여기까지가 진짜 추위에 접할 때 우리 몸이 보이는 발열 반응이다.

그렇다면 나머지 하나를 짚어보자.

진짜로 추위를 접한 게 아님에도 불구하고 마치 그런 것처럼 우리 몸이 반응하는 경우.

이는 우리 뇌 속 깊숙이 위치한 체온 조절 본부인 시상 하부가 체온 기준점을 올리게 된 상황을 말한다. 항상 36~37.5도를 벗어나지 않도록 잘 유지해야 함에도 불구하고 이를 어기게 되는 상황이 정상일 리가 없다.

뭔가 안 좋은 질병 상황이 되어 어쩔 수 없는 외압에 의해 올린 것이다.

그래서 새로이 올린 기준점을 달성하기 위하여, 체온을 올릴 수 있는 온갖 조치를 하도록 신체 구석 구석에 지시를 하달한다. 문제는 기준점을 올리고 나면 실제로는 추위가 온 것이 아님에도 불구하고 우리는 '춥다'고 착각을 하여 떨기 시작한다는 것이다. 그리하여, 정상적인 상황에서의 반응과 동일한 shivering을 시전한다.

그리고 역시 non-shivering thermogenesis 또한 동일한 기전으로 행한다. 특히 이 경우는 prostaglandin의 매개를 통해 시상하부를 기만하여 교감신경 쪽을 바싹 올리고 NEp 등이 분비되게 함으로써 이루어지게 된다.

아.. 결국 체온조절 중추와 prostaglandin 얘기까지 다뤄야 하겠다.

찬찬히 짚어보려다 보니, 본의 아니게 미묘하고도 복잡한 인체 생리의 늪으로 점차 빠져들고 있다.

앞으로도 자주 빠질 곳이니까 미리 이 세계와 친해 놓는 것도 괜찮지 싶다.

05. (시상하부)에서 체온 조절을 관장한다. 물론 발열도

우리 몸의 온도를 조절하고 유지하는 것은 겨울철 우리 집 난방 조절기 작동 원리와 다르지 않다.

기준점을 정해 놓고 있으면, 미달 시 가열을 하고, 도달 시 작동을 멈춘다.

만약 기준점을 상향 조정하면, 새 기준점에 도달하기 위해 더 가열을 해서 집안을 더 따뜻하게(뜨겁게?) 만든다.

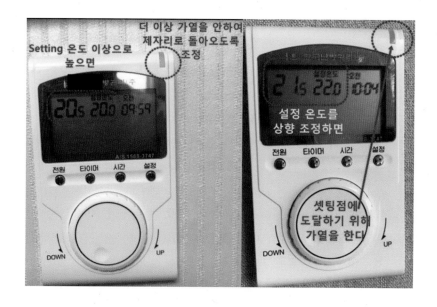

우리 몸에서 이런 역할을 하는 중추 기관이 바로 시상하부(hypothalamus)이다.

시상 하부는 문자 그대로 시상 아래(下)에 위치하고 있다.

중추 신경계 뇌 해부학의 기준으로 보면 diencephalon에 해당한다.

이는 시상(thalamus), 그 위에 있는 epithalamus, 아래에 있는 hypothalamus, subthalamus로 이루어져 있다.

Diencephalon은 간뇌(間腦), 즉 사이 뇌라는 뜻이다. 문자 그대로 중뇌와 대뇌 사이에 끼어 있는 뇌이다.

딱 중간에 끼어있는 것에서 유추할 수 있듯이, 회사로 따지자면 중간 관리자의 역할을 한다. 어떤 회사 단체라도 어느 정도의 규모가 되면 실무자와 경영자가 직접 소통하기는 현실적으로 어렵다. 그 중간에 서서 양 쪽을 중재 및 조정하고 원활히 돌아가도록 하는 계층이 필요하며, 그것이 바로 중간 관리자이다.

뇌 중추신경계도 마찬가지다. 대뇌피질이 말초에서 일어나는 일을 직접 챙길 수는 없는 노릇이기 때문이다. 바로 이 사이 뇌는 말초에서 날아오는 온갖 상소들을 일단 다 접수해서, 거를 건 거르고, 위로 상신할 건 상신한다. 또한 위에서 내려오는 지시들을 다 받아서, 실제 업무를 할 수 있는 프로토콜을 만들어 온 몸 구석구석으로 보낸다.

이렇게 업무 처리를 할 뿐만 아니라, 살아가면서 발생한 각종 일들을 기억으로서 저장하고, 필요하면 다시 꺼내 쓰는 자료 보관실(mammillary body)도 운영한다.

특히 thalamus(시상, 視床: 굵직한 광섬유 케이블 같은 모습으로 지나가는 시신경 위에 얹혀진 평상 같다 해서 붙여진 명칭이다)와 그 밑(hypo)에 있는 hypothalmus(시상하부, 視床下部)가 우리의 주요 관심 대상이다.

이들은 각자 특화된 신경 핵(nucleus)들이 모인 종합체로 구성되어 있다. 말하자면 종합 행정 관리 사무실로 비유할 수 있다.

시상은 주로 각종 감각과 의식을 조절하는데, 도처에서 올라온 감각들을 담당 대뇌 피질로 보내서 이를 해석하고 처리할 거리를 마련해 준다. 또한 의식의 조절에도 관여한다. 행정 사무실로 비유하자면 총무팀, 기획팀, 인사팀 등에 해당할 것이다.

시상하부는 한마디로 말해서 내분비 대사와 자율 신경계의 조절을 주로 맡는

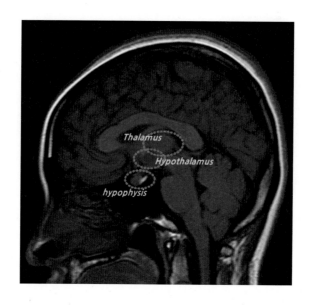

다. 구매팀, 시설팀, 전기계, 안전관리팀, PI실, 감염관리실 등이 이에 해당할 것이다.

다시 정리해서,
시상은 Relay가 주업이다.
주로 공문 수발과 처리, 상신, 하달 등의 업무를 하는 반면에

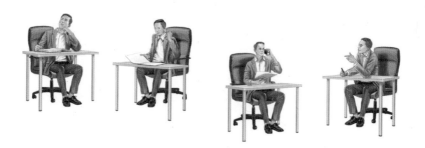

시상하부는 Regulation이 주업이다.
좀 더 노동 지향적인 업무들을 처리하는 셈이다.
그래서 직접 움직여서 뭔가를 행하는 경우가 많다.

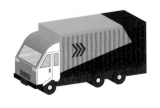
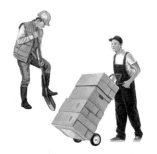

대표적인 것이 시상하부 바로 밑에 매달려 있는 뇌하수체(腦下垂體, 문자 그대로 뇌 아래(腦下)에 매달려(垂) 있는 것(體)을 표현한 것이다; hypophysis, pituitary gland)를 통해 업무에 쓸 도구들(호르몬..)을 분비하게끔 하는 일이다. 또한 각종 자율 신경계 활동을 조절하는데, 체온 조절이 바로 이 업무들 중 하나다.

이는 시상하부를 이루는 핵들 중에서도 시신경에 인접해서 위치하고 있는 pre-optic nucleus가 관장한다.

이 핵이 실제로 체온 조절을 위하여 행동을 개시하면, 교감 신경계(hypothalamo-Spinal tract, 척수의 T1 부터 L2/L3까지)의 길을 타고 가서 작업을 하게끔 한다.

일단 정상 체온 범위를 36도에서 37.5도 범위로 설정을 한 상태에서, 그 이상 넘어갈 정도로 몸이 덥혀진다면 교감 신경 중추를 억제하기 시작한다. 그 결과 피부에 산재된 혈관들을 확장시켜서 열이 흩어지게 하며, 열 생성 업무도 대폭 줄이도록 한다.

만약 차가워진다면 교감 신경 활동을 올려서 말초 혈관을 수축시켜 열 손실을 보존하고, 털이 곤두 서게 하여(소름..) 흩어지는 열을 한 올이라도 악랄하게 잡아 놓는다. 앞에서 언급했듯이 shivering도 유발하여 많은 열을 벌충한다.

또한 교감 신경 상승으로 잔뜩 분비된 norepinephrine이 미토콘드리아의 oxidative phosphorylation 고리를 끊음으로써 shivering 없이도 열이 발생하게끔 한다(이미 non-shivering thermogenesis로 설명한 바 있다).

그런데, 이 정상 체온 범위가 외압에 의하여 본의 아니게 교란되어 보다 높은 온도로 설정되는 일이 일어날 수 있다.

이것이 바로 발열(fever)의 시작이다.

여기서 말하는 외압으로 대표적인 것이 감염 내지 패혈증이다.

예를 들어 그람 음성균이 내는 내독소(endotoxin)가 체내에서 활동을 하면 prostaglandin E_2 (PGE$_2$)가 활성화되어 시상 하부의 체온 조절 중추인 preoptic nucleus에 작용한다. 마침 이 preoptic 영역에는 prostaglandin E_2를 받아주는 수용체가 있다. 이로 인해 설정 기준이 올라가고 쓸데없이 교감 신경계가 항진이 된다.

그 결과가 발열(fever)이다.

06. 낭만 닥터는 더 이상 없다

불명열의 원인을 규명하는 것은 내과 의사라면 누구나 갖고 있는 로망이다. 그 어떤 외부의 도움도 받지 않고 마치 셜록 홈즈처럼 자기의 지식과 추리력, 그리고 진찰 능력으로 고난도의 미스테리를 해결한다. 이 얼마나 멋있는가?
이러한 롤모델로 대중 매체에서 선풍적인 인기를 끈 인물이 바로 닥터 하우스다.

미스테리를 규명하기 위해 우리는 기본적으로 다음 다섯 가지 덕목을 갖추면서 시작한다.
참을성(Patience), 환자에 대한 연민(Compassion), 어떤 상황에도 흔들리지 않는 침착함(Equanimity), 추호도 방심하지 않는 조심성(Vigilance; 원래 밤을 새워가며 병자를 간호하거나 혹은 농성을 한다는 뜻인 vigil에서 비롯된 단어다), 그리고 고정 관념이나 편견에 사로잡히지 않고 유연성 있게 광범위한 지식을 받아들이는 자세(Intellectual flexibility).
이렇게 세상에 좋다는 미덕은 다 갖다가 무장한다.

그리고 환자 혹은 환자 보호자로부터 병력을 하나하나 철저히 취재를 한다. 동시에 머리 끝부터 발 끝까지 꼼꼼하게 진찰을 하면서 사소한 소견 하나도 놓치지 않고 다 따져 본다.

이러한 정성스러운 과정을 거쳐서 얻는 정보들을 통칭하여 '끝내 진단을 해낼 수 있는 잠재적인 단서(potential diagnostic clues, PDC)'라고 한다.

이 PDC만 가지고도 발열의 원인을 규명하는 마법 같은 추리 능력을 보이는 의사가 바로 명의 '이었다'.

주의하시라.

나는 명의 '다'가 아니고 명의 '이었다'라고 하였다.

어렵사리 모아 놓은 PDC이지만, 이를 수집하는 과정에서는 의료인 개개인마다 가진 기량에 따라 정보의 질이 천차만별이 된다.
같은 심장 음을 듣더라도 누구는 심 잡음과 심지어는 심장 종양까지 잡아내는 수준의 절대음감을 가진 반면, 누구는(그리고 대부분은) '아, 심장 소리 잘 들린다' 수준에서 벗어나지 못한다.
누구는 환자의 목에서 림프절을 칙칙폭폭 여러 개 만져내는 반면, 누구는 (역시 대부분은) 자기의 손가락 끝이 무디다는 사실만 몰래 재확인한다.
그리고 우리 모두는 인간인 이상, 제 아무리 신의 경지에 이른 기량을 가졌다 하더라도 일정 비율로 실수를 하기 마련이다.

결국 PDC는 완전하지 못하다.
사실 우리의 지력과 감각은 우리 자신마저 기만하는 경우가 많다.
따라서 이를 너무 믿고 미스터리를 푸는 유일무이한 열쇠로 간주하는 것은 매우 위험한 생각이다.
그래서..
우리는 도구를 사용해야 한다.

혹자는, 혹은 과거의 낭만에서 아직도 빠져나오지 못한 늙은 낭만 닥터들은
"자네가 얼마나 병력 청취와 진찰을 철저히 못했으면, 더 이상의 추리를 포기하고 곧장 비싼 검사를 하는 건가?"

하고 비난할 수도 있다.

하지만 다시 강조하건대, 인간은 완전치 않으며 이는 대가도 예외가 아니다.

진단 도구를 사용하는 것은 결코 부끄러운 것이 아닌 것이다.

Homo Faber(도구 인간).

인간은 본질적으로 도구를 사용하는 동물이다. 무엇을 망설이는가?

실제로 의학의 발달은 치료뿐만 아니라 검사 기법의 발달사와 궤적을 같이 한다. 먼 과거로 갈 것까지도 없다. 예를 들어 심장내과 의사들을 보자.

내가 전공의였던 80년대만 해도 심장내과 선생님들은 다른 그 어느 분과 선생님들보다 더 셜록 홈즈에 가까웠다. 병력과 청진, 그리고 심전도 소견을 토대로 민완 추리력을 발휘하며 각종 고 난이도 질환을 진단해 내고 치료하곤 했다. 그러나 심장 초음파 및 심혈관 조영을 비롯한 직접 눈으로 확인하는 각종 기법들이 발달하면서 오늘날의 심장 내과 선생님들은 80년대와는 전혀 다른 민족이 되었다. 이제는 더 이상 셜록 홈즈가 아니며, 보다 구체적이고 보다 정확한 실전 전사에 가깝다.

각종 내시경으로 병변을 확실하게 잡아내는 소화기 내과는 또 어떤가?

그나마 감염내과가 아직은 추리력을 발휘하는 '고전적인' 내과 의사로서 남아는 있다.

그러나, 감염내과 또한 Homo faber가 되어야 한다.

왜냐하면 우리의 추리력은 완전하지 못하며, 진단을 정확하게 내려야 하기 때문이다.

그래서 발열 원인의 미스터리를 풀기 위한 과정에서 PDC가 도저히 잡히지 않으면(혹은 잡지 못하면) 도구를 사용하는 데 서슴지 말아야 한다. 그것이 바로 표적 수사의 성격을 가진 각종 피검사와 더불어 CT나 동위원소 같은 촬영 기법들이다.

PDC가 하나도 없는 상황에 처하면 복부 CT나 대장 내시경 등으로 직접 확인하는 것이 진단 과정의 주류였으나, 최근 들어 FDG-PET/CT가 대두되면서 이러한 틀에도 변혁이 왔다.

이제는 PDC가 안 잡히면 FDG-PET/CT를 먼저하고, 거기서 안 잡히면 복부나 흉부CT를 하는 것으로 순서가 달라졌다.

FDG-PET = FluDeoxyGlucose Positron Emission Tomography.

이에 대하여 한 번 짚고 넘어가기로 하자.

FDG-PET은 FluDeoxyGlucose Positron Emission Tomography의 약자이다. FluDeoxyGlucose는 좀더 정확히 묘사하자면 Glucose의 2번 탄소에 붙어 있던 hydroxyl (-OH) 기가 하나 탈락되고 대신 Fluorine이 붙은 구조를 하고 있다.

FluoroDeoxyGlucose (FDG)　　　　　Glucose

45

정식 명칭은 2-deoxy-2-[^{18}F]-fluoro-D-glucose.

본질적으로 당, 즉 glucose니까 몸속에 주입하면 glucose의 운명을 그대로 밟아가게 되어 있는 물질이다.

이는 1968년 체코의 Charles 대학교 유기화학과에서 최초로 만들어졌으며, 1970년대에 뉴욕에 있는 Brookhaven 국립 연구소에서 일하던 Tatsuo Ido 와 Al Wolf가 불소를 동위원소인 ^{18}F로 대체해서 ^{18}F-FDG로 만들었다.

1976년에 펜실베니아 대학의 Abass Alavi가 두 명의 자원자를 받아 뇌 영상을 찍었던 것이 최초 응용 사례였다.

1980년에는 ^{18}F-FDG가 암 세포에 축적된다는 사실을 알게 되어 PET에 접목하기 시작한다.

FDG는 당을 잔뜩 쓰는 세포, 예를 들어 뇌나 암 세포, 갈색 지방세포, 신장 등이 악착같이 잡는다. 이 세포들이 이 FDG를 잡아다가 인산을 붙임으로써, 다시 못 나가게 꽉 잡는 것이다.

(들어올 때는 맘대로지만 나갈 때는..)

여기서, 2번의 -OH 를 탈락시키고 ^{18}F로 대체한 것의 의미는 무엇일까?

당은 glycolysis가 진행되면 6개의 탄소 화합물에서 3개짜리 탄소 화합물인 di-hydroxy acetone phosphate와 glyceraldehyde 3-phosphate로 김치 쪼가리 찢듯이 찢어진다.

이 중에서 glyceraldehyde 3-phosphate 가 몇 단계를 거쳐서 2-phospho-glycerate (2-PG)가 되며, enolase의 개입하에 phosphoenolpyruvate (PEP)

로 전환된다.

2-Phosphoglycerate   Enolase / H_2O Phosphoenolpyruvate

PEP는 결국 pyruvate로 바뀌어서 Krebs cycle을 진행해야 한다.

Phosphoenolpyruvate   ADP / ATP   Pyruvate

그런데, 2번이 deoxy가 되어버리면 2-PG에서 PEP로 가는 과정부터가 진행이 안 된다. 왜냐하면 원래 있었어야 할 -OH 기가 PEP로 가는 반응의 핵심 역할을 하는 것이었기 때문이다. 그래서 반응이 진행되어야 할 원동력을 잃어버리게 된다.

그 결과, glycolysis가 막판에 가서 중지되어, ^{18}F-FDG-6-phosphate만 잔뜩 쌓인다. 이를 검출하는 것이 FDG-PET인 것이다. 여기에 CT까지 동행하여 FDG-PET/CT가 된다.

이리하여 불명열에 있어서 열이 나는 지점을 잡아내는 데에 쓰인다.

문제는 감염 병소, 염증 병소, 그리고 악성 암을 감별할 수가 없다는 것이 약점이다. 또한 동맥 경화증이 있는 경우 거짓 양성이 나올 수 있고, 스테로이드 제제 등을 복용하면 거짓 음성이 나올 수 있다. 따라서 불명열 원인을 거르는데 유용하기는 하지만 해석에 주의를 요한다.

앞서 언급했듯이, 이제는 복부/흉부 CT 보다 먼저 시도하는 것으로 진단 접근법의 틀이 바뀌었다.

하지만 비싸기 때문에, 그리고 삭감당하기 딱 좋기 때문에 정석대로 시행하는데에 있어서 현실의 벽에 부딪힌다. 우리나라 의료계는 이래저래 갈라파고스다.

사족으로, 잔뜩 쌓인 ^{18}FDG는 나중에 어떻게 될까?

다행히도 ^{18}F의 반감기는 110분이다. 그래서 이 ^{18}F가 다 스러져가면 ^{18}O-가 되고 hydronium (H_3O+)가 된다.

이것이 수소 원자를 하나 받으면 $-^{18}$OH가 된다.

즉, 동위원소라서 그렇지 기존 -OH가 붙어 있던 정상 glucose로 복귀한다.

그래서 2-PG에서 PEP로 가는 과정이 다시 회복되어 glycolysis를 시간차를 두고 무사히 마치게 되는 것이다.

08. 거의 갈아 엎다시피 한 불명열의 최신 정의

지금까지 가장 잘 알려져 있는 불명열의 정의는:

1. 섭씨 38.3도(화씨 101도) 이상의 열

2. 이게 3주 동안 해결이 안 된다.

3. 1주일 동안 열심히 원인을 찾아도 성과가 없다.

혹은 외래에서 3번, 혹은 3일간 입원해서 원인을 찾아도 실패.

여기에다가

classic FUO, nosocomial FUO, neutropenic FUO, HIV-related FUO의 4가

지로 구별해서 접근한다는 것인데..

최근 이러한 정의는 거의 갈아 엎어졌다.

일단, 1주일간 열심히 찾는 것을 삭제하고,
면역저하 환자의 FUO도 완전히 빼버렸다.

근거는 다음과 같다:

1) 1주일간 입원하고 자시고가 의미가 없다. 이래저래 여러 사연으로 입원하니까.

2) 면역저하 환자는 완전히 다른 환자 집단이다. 그나마 면역이 정상인 환자의 불명열과 동등하게 대우하면서 접근하는 것은 넌센스다. 전혀 다르게 접근해야 하므로, 여기서는 따로 빼 놓도록 한다.

그렇게 해서 재정비한 정의는 다음과 같다:

1. 섭씨 38.3도(화씨 101도) 이상의 열
2. 이게 3주 동안 개선이 없다.

여기까지는 같다.
이제부터 다르다.

3. 면역저하 환자가 아니어야 한다.
4. 다음 검사들을 대대적으로 하고도 아무 단서가 안 나온다.
: CBC, BC, UA, ESR/CRP, ferritin, Rheumatologic or immunologic markers, protein electrophoresis, 배양(혈액과 소변), chest PA, 복부 초음파, 그리고 tuberculin test.

내가 봐도 솔직히 이 정의가 더 현실적으로 와 닿는다.

op. One (HEAT) wonder

요즘 내가 만들어 쓰는 용어다.

철자에 주의하실 것.

One hit wonder(어느 가수가 평생 한번 반짝 히트한 곡을 의미)가 아니고 One 'Heat' Wonder 다.

'힛'이 아니고 '히이잇'으로 길게 발음.

딱 하루 열이 나서 내원했는데, 이후로는 더 이상 열이 안 나고 호전되다가 행복하게 퇴원하는 환자분들을 말하며, 특히 열이 난 원인을 결국 구체적으로 밝혀내지 못한 경우에 한해서 쓴다.

열이 났는데 원인을 모르겠다면 그냥 '불명열'이라고 진단 붙이는 분들이 많은데,

'불명열'은 어디까지나 '3주' 이상의 지루한 질환임을 잊지 마시길...

그런데, 도대체 이건 원인이 무엇일까?

✔ 가장 많은 건 아마 감기일 것이다. 기침, 가래가 없더라도..

✔ 비슷한 맥락으로

별로 유명하지 않은 듣보잡 바이러스가 하루살이로 괴롭히다가 host에게 응징 당한 경우.

✔ 세균 감염인데 마침 아~~주 초기에 발견되는 바람에, 조기 진압된 경우.

✔ 뇌혈관질환 등에 동반되는 일종의 염증, 그리고 기구 삽입 등으로 점막이 살짝 손상을 받아 인체 자체가 뿜어내는 열 유발 물질(endogenous pyrogen)이 하루 동안만 활개를 쳤을 경우.

✔ malingering(꾀병): 솔직히 나는 경험한 바 없다.

✔ 그밖에 내가 실력이 없어서 놓쳤을 경증의 자가 면역 질환이나 알레르기 질환 등등..

그러나 이들 질환은 one heat wonder가 되기 보다는 좀 오래오래 괴롭힐 가능성이 더 높으니..

결론은,

환자를 보면 볼수록 내가 아는 게 별로 없다는 걸 자각한다, 이 말씀이다.

'One Heat Wonder'는 결국 자조적인 표현인 셈이다.

10. 열이 난다고 다 감염 질환은 아니다

증례 1.

20대 청년이 고열 때문에 외래로 찾아왔다.

그 친구는 초면이 아니었다. 3년 전에 군 제대 후 말라리아가 발병해서 내게 치료를 받았었고, 완치까지 확인했었다.

이후 취직도 하고 그런대로 잘 지내던 중, 어제 저녁에 갑자기 고열과 오한이 느닷없이 발생했다는 거다. 그런데 특히 그 오한이 3년 전 말라리아로 고생했던 그 악몽과 똑같은 느낌이었다는 거다.

소위.. "느낌 아니까!" 하고 온 거다.

에... 그럼 재발?

하긴 *Plasmodium vivax*니까 재발의 소지는 있지.

일년에 한 건 정도 재발 예들을 겪곤 하니까.

하지만, 말라리아는 아무리 잠복기가 길어도 평균 1~6개월이고, 기껏 길어봐야 1년 아닌가?

그런데 재발로 보기엔 시간 간격이 너무 길지 않은가? ...하는 생각에 아무래도 아니지 싶다고 설명하고, 또한 초장부터 답을 정해놓고 접근하는 건 매우 위험하다, 그러니 전반적으로 쭉 훑어보고 나서 정답을 찾아보자고 하였다.

기대수준은 별로 높진 않지만, 그럭저럭 윤곽은 잡으니까..
기본으로 실시한 검사결과를 보니, 모두 정상이었고 말라리아 도말 검사도 꽝이 나왔다.
응? 그럼 뭐지?

그래서... 어제 열이 나기까지 무슨 일을 겪었느냐고 다시 꼬치꼬치 물어보기 시작했다.
그 결과, 사건의 재구성을 해보니..

아이고..
실은 어제 강남에 있는 모 병원에서 검진을 받으러 갔었다고 한다. 부천에서 출발해서 지하철역까지 걸어가고, 강남 지하철역에서 내려서 또 그 병원까지 걸어가고... 섭씨 35도 넘는 폭염 속에서 말이다. 검진 다 받고 나올 때쯤 더위 먹어서, 기진맥진한 상태로 귀가했다고 한다. 그러고 나서 저녁때부터 발열 시작되고, 특히 '땀을 비 오듯이 흘렸고' 오한이 동반되었다. 그리고 속이 메슥메슥 하며 구역질이 심했다고 한다.

음…
"감 잡았습니다. 열사병 바로 전 단계인 열 피로(heat exhaustion)군요."
"아, 결국 더위 먹은 건가요?"
"네(교과서에도 있지만, 제가 몇 년 전 실제 겪어봐서 더 잘 알지요. 느낌 아니까)...
그래도 혹시 모르니까 며칠만 입원해서 보지요. 수액을 맞는 게 좋겠군요.."
"그게.. 좀 곤란한데요.."
"왜요? 목구멍이 포도청이라서요?"
".... 사실이 그렇습니다."
"집 가까우세요?"
"바로 병원 옆입니다. 언제라도 빨리 올 수 있습니다."
"... (다들 그렇게 대답하더라..)"

그래서, 이틀 뒤에 보기로 하고 일단은 귀가시켰다. 아니다 싶으면 언제라도 응급실로 오시라고 했고.. 항생제 줄까? 하는 유혹도 잠깐 받았지만, 아무리 봐도 그건 아니지 싶어서 용케 참았다.

그리고 귀가해서 물을 최대한 충분히 마시라고 일러두는 것도 잊지 않았다.

나중에 이 얘기를 전공의에게 했더니 질문이 날아온다.
"그럼 열사병(일사병)과 열 피로는 어떻게 감별합니까?"
"두 가지로 구별하면 될 겁니다.

> 첫째: 열사병이면 응급실로 실려오지.
> 둘째: 진짜 감별 point 인데.. 열사병은 '땀이 나지 않아요!'

*교훈: 발열 환자 접근 시에 답 정해놓고 접근하지 말지어다. 가능한 모든 것을 다 펼쳐 놓고 속아내야 한다.

...라고 다짐하면서도 종종 또 이런 실수를 반복하니, 참..

증례 2
이틀간의 오한과 전신 통증으로 응급실 거쳐서 오신 환자 한 분.
이학적 진찰 소견이나 검사 소견 모두 다 정상으로 나와 알쏭달쏭했는데..
다행히 그날부터 이틀 지난 현재 괜찮다고는 하는데, 도대체 왜 열이 났었는지 모르겠다고 하는 것이다. 다시 면밀히 병력 청취를 해 보니, 직업이 용접공이라 한다.
그래서 드디어 감을 잡았다.
아하.. 그렇다면 zinc oxide로 인한 metal fume fever?
혹시 몰라서 진통 소염제는 드리면서 3일 후 다시 보자 하고 보내드렸다.
흔히 보는 사례는 아니라서, 나중에 문헌을 찾아보았는데, 다행히 후유증은 없다고 한다.

어쨌든 열 난다고 다 감염 질환은 아니라는 말씀!

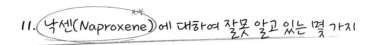

오해 1. Naproxene은 감염성 질환에 의한 발열이 아님을 감별하기 위해 사용된다. 특히 대사성 질환에 의한 발열(metabolic fever) 여부를 판정하는데 좋다.

답: 땡! 틀렸습니다.

이유: Naproxene은 감염이 원인인 아닌 발열을 잡아낼 목적으로 사용되는 건 사실이지만, 어디까지나 종양에 의한 발열(neoplastic fever) 진단용으로만 쓰인다. 갑상선 기능 항진증 같은 내분비 대사성 질환에 의한 발열 진단용으로 쓰인다는 것은 잘못 알려진 것, 한 마디로 미신이다.

오해 2. Naproxene test의 방법은 12시간 간격으로 3차례 복용시켜서 열이 떨어지면 즉시 끊는다.

답: 땡! 틀렸습니다.

이유: 무엇을 근거로 했는지는 몰라도, 의외로 이렇게 잘못 알고 있는 사람들이 많다. 이 테스트를 주창한 장본인인 Chang JC 자신이 쓴 여러 문헌에 의하면 Naproxene은 처음 72시간 동안 투여해 보고, 열이 떨어지면 1주일을 꼬박 채우며(일부에선 한 달~수개월을 주장하기도 한다), 열이 안 떨어지면 다른 원인 가능성을 감안하여 즉시 끊으라고 권유하고 있다. 아마 이 대목에서 잘못 해석한 것이 그 오해 및 미신의 기원이 아니었을까 한다.

오해 3. Neoplastic fever에는 오로지 Naproxene이 답이다.

답: 땡! 틀렸습니다.

이유: 이 세상에 영원한 것은 없는 법. Naproxene뿐 아니라 NSAID 제품 모두가 다 사용 가능하다. 앞으로 또 다른 종류의 neoplastic fever용 약제들이 계속 나올 것으로 전망된다.

마지막으로 : Naproxene으로 진단을 시도하는 것은 얼마나 신뢰성이 있는가?

답: 개인적인 생각으로는 매우 부족하다.

이유: 그 기전이 명확히 밝혀진 바가 없으며, 효과도 드라마틱하진 않다.

그리고, 종양 환자에서의 발열 원인으로서 비감염성 원인은 맨 마지막으로 제쳐 놓고 접근해야 한다. 그 이유는 비 감염성부터 생각하다가 치명적인 감염성 원인을 놓치기 십상이기 때문이다. 그래서 본인은 naproxene 사용을 되도록 하지 않는다.

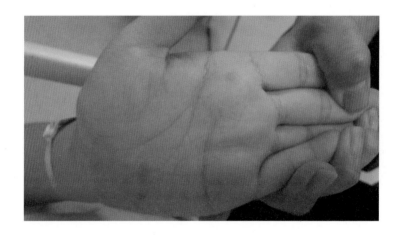

지난 주말에 웬 젊은 청년이 3주간의 고열로 응급실에 왔다.

오고 나서 얼마 안되어 갑자기 의식이 저하되면서 헛소리를 하기 시작.. 보고를 받고 내려왔을 때는 뭐.. 완벽한 뇌 수막염 그 자체.

그런데 진찰을 하던 과정에서(횡설수설하던 상태라 병력 청취는 사실상 불가..) 어쩌면 대수롭지 않게 지나칠 수도 있었던 소견이 유난히 눈에 들어온다. 손바닥, 발바닥에 불그죽죽하게 점박이들이 몇 개 있었던 것.

어쨌든 완벽한 뇌 수막염이라 이에 준한 치료를 시작하였고..

(뇌 척수액 백혈구 수 3,500개에 호중구가 99%, 뇌압은 30 cmH$_2$O에 육박.
brain CT, MRI - 수막 염증 소견만 보임)

그와 동시에 유난히 눈에 들어온 손발바닥 병변이 자꾸 마음에 걸려서, 환자 의식 돌아오면 심초음파를 해 보기로 했다. 그냥.. Janeway lesion 같았거든.

(혹시 Osler node 없나, 그리고 심 잡음 안 들리나 다 수색해 봤지만 모두 꽝..)

다행히 중환자실 입원 하루 만에 정신 다 돌아오고 상태가 많이 호전되어 일반 병실로 옮긴다. 그리고 시행한 심초음파 결과는?

두둥! 승모판에 균 덩어리 vegetation 확인!

그런데.. 제법 크다. 1 cm는 확실히 넘어가며, 덜렁거린다.

아무래도 불안하여(초음파 하신 순환기 내과 쌤도 불안감을 느끼긴 마찬가지) short term으로 다시 보기로 한다. 마침 혈액배양 결과가 나왔는데, 사슬알균이었다. 반면에 환자의 경과는 매우 좋아서, 밝고 명랑하게 입원생활을 하고 있다. 그러다가 입원 6일차 심초음파 재검을 하니 의외의 결과가 나온다. 승모판 파열이 의심되는 소견.

왜 항상 불길한 예감은 이렇게도 잘 맞는지...

당시 환자분은 상태가 너무 좋아서 이 결과가 실감나게 다가오진 않았겠지만, 당장 응급 수술이 필요하다는 설명을 잘 수긍하고 흉부외과로 전과하여 그날로 수술 완료.

이상, 기술한 증례는(아마도) 사슬알균 감염으로 감염성 심내막염이 먼저 생기고, 이후 뇌까지 침범하여 뇌수막 및 뇌염까지 발전한 사례라고 요약될 수 있다.

그런데 말입니다...

지금 이 시점에서 이 증례를 복기해 보니..
갑자기 소름이 끼치는 겁니다...
왜냐?
이 환자분을 처음 만났을 때,
너무나 전형적인 뇌 수막염 양상을 보고 진단은 일단 완료되었다고 안도(?)를 하면서 다른 소견들까지 챙길 생각을 안 했다면?

그의 손바닥 발바닥 반점들을 보고 아무런 의미를 부여하지 않고 지나갔다면?(사실 감염 질환 환자들의 신체에 반점 보이는 건 꽤 흔한 일)

치료 시작하고 전형적으로 호전되어 일주일쯤 잘 지내는 걸 보면서,
(게다가 환자분은 성격까지 좋아요...) 만족스러워했다면?

심내막염을 까맣게 모르고 지나갔다면, 그리고 승모판 파열까지 진행되고 있었다면 지금쯤 환자는(상상도 하기 싫지만) 급사했을 가능성이 높았다.
우리는 영문을 몰라 당황했을 것이고('좋아지고 있었는데 웬일이야?'),
법적 분쟁은 필연적인 코스..
의료진 입장에서야 억울하겠지만, 제3자가 보면 완벽한 '오진'이라는 딱지가 붙을 수도 있었던 상황인 것이다.

정말 환자 하나하나를 볼 때마다 '꺼진 불도 다시 보자'와 더불어 항상 최악의 상황을 상정해 놓고 임하는 제1종 오류를 최대한 저질러야 한다는 교훈을 다시금 얻는다.

추가)
이 질환에 국한해서 또 다른 교훈들을 정리하자면:

1. 열나고 손 발바닥, 혹은 다른 피부에 발적이나 발진이 있으면 감염성 심내막염을 항상 염두에 둔다.
2. 감염성 심내막염은 심장질환이라는 선입견을 버리자. 심내막염은 embolic disease이다.
3. 감염성 심내막염은 심장질환의 양상으로 우리 임상의들에게 오지 않는다.
   가장 많은 경우는 중추신경계 질환 양상으로 온다.
   열나고 심음 청진에서 심잡음이 들리면 감염성 심내막염이라고 교과서에 써 있을 것이다.
   나는 이 기술에 대해서 과감히 말한다.
   그러나 현실은, 그런 경우가 별로 많지 않다.

대부분의 환자에서는 안 들린다. 들릴 정도면 수술이 필요할 정도로 심각한 수준이다.

심 잡음에 집착하지 마라!

4. 혈액배양에서 그람 양성균이 나오면 무조건 심초음파 한다.

   (요즘 연구 경향상으로는 무조건 하지 말고 잘 선별해서 하라는 게 대세이지만 난 반대다. 무조건 해야 한다.)

5. 심내막염이 진단되면, 수술 적용 대상인지 아닌지를 중점적으로 판단해야 한다. 그리고 하루만 판단하는 게 아니라 매일매일 해야 한다.

6. (이 환자의 경우는 아직 아니지만) 심내막염 환자에서 뇌동맥류가 생겨서 갑자기 터지는 경우가 제법 있다. 그것도 치료가 거의 끝나가는 시점에서 갑자기, 소위 말하는 mycotic aneurysm 되시겠다.

교과서적으로는 과잉 진료가 될 수도 있지만, 그런 경우를 겪어본 내 입장에서는...

퇴원을 2~3일 정도 앞둔 시점에서 뇌 및 혈관 CT 촬영을 루틴으로 하려는 생각이다. 특히나 이 환자분의 경우는 심내막염에서 뇌수막염, 뇌염으로 발전한 사례이니 이에 대해서는 이 책의 후반부 염증 편에서 심내막염을 다루며 다시 언급하기로 하겠다.

패
혈
증

THE SEPSIS

01. 1991년 8월 패혈증의 패러다임이 바뀌다

*1991년 8월 그들이 모이다

1991년 8월, 그러니까 내가 해군 장교 복무 2년차에 진해 생활을 마치고 당시 대방동에 있던 해군 본부 의무감실로 올라와서 근무를 시작했던 해이구나. 당시 초록색 불빛이 깜빡이던 XT 컴퓨터를 난생 처음 만나면서 무슨 건담 로봇이라도 만난 양 당황했던 기억이 선하다.

내가 대방동에서 컴퓨터 초보자로 어버버하고 있던 그 무렵 바다 건너 천조국에서는 의학계의 역사에 큰 족적을 남길 경천동지할 학술 모임이 개최되었다.
미국 흉부의사 학회(American College of Chest Physicians, ACCP)와 중환자 의학회(Society of Critical Care Medicine, SCCM)의 내로라는 대가들이 미국 일리노이주 노스브룩에 집결한다.
이름하여 ACCP/SCCM consensus conference on Sepsis.
Consensus라는 단어가 시사하듯이 무언가 중요한 주제, 그러나 용어 정의부터 모든 것이 학회마다 제 각각으로 엇갈리던 것들을 일관되게 통일해서 표준을 잡자는 목적으로 열린 학술 모임이었다.
대상은 다름 아닌 패혈증(sepsis) 이었다.

*패혈증, 폐혈증?

패혈증(敗血症).

이 개념은 이미 히포크라테스 시대부터 나온 것이며, 체내 유기물질이 썩어서 산산이 분해된다는 것을 표현한 단어이다.

따라서 sepsis를 썩을 패(敗)자로 써서 패혈증으로 번역한 것은 제대로 번역되었다고 할 수 있다.

이 패혈증이라는 용어에는 엄밀히 말해서 '감염'의 개념은 들어 있지 않다.

당시엔, 그리고 20세기 초까지도 세균이나 감염의 개념이 없던 시절이었기에 그러했고, 아마도 나쁜 체액의 개념이 주종이었기 때문이기도 했을 것이다.

폐혈증으로 잘못 쓰시는 분들도 종종 있는데, 아마도 폐단(弊端)이라던가, 요즘 각광받는 용어인 적폐(積弊) 등의 단어들 때문에 혼동을 하시는 탓일 것이다. 나름 이 잘못된 용어도 뜻 전달에는 무리가 없으나, 이번 기회에 바로 잡으시는 게 좋지 싶다.

*1991년 이전까지의 패혈증 개념들

세균의 발견 이래로 패혈증의 개념은 '나쁜 피'의 패러다임에서 '감염'의 패러다임으로 한 단계 도약하였다.

1991년 문제의 학술 모임이 있기 전까지의 패혈증 개념은 대략 '세균이 몸 안에 침투하여 온갖 해코지와 패악(悖惡)을 저질러 놓은 결과로 생명에 위협을 주는 상태'라고 인지되고 있었다.

그러나 적지 않은 의료인들이 이러한 개념은 반은 맞고 반은 맞지 않다는 것을 점차 실감하기 시작한다.

*패혈증은 쌍방과실

패혈증으로 진행된 환자들의 양상을 보면 혈압이 뚝 떨어진 쇼크 상태를 비롯하여 각종 장기가 무력화되는 다장기 부전(multi-organ failure, MOF)을 보인다.

그런데, 혈액 배양에서 세균이 증명되기도 하지만, 전혀 증명되지 않는 경우도 많았다. 심증은 가는데 물증이 없는 셈.

게다가 아무리 봐도 감염의 증거가 없음에도 불구하고 패혈증의 양상과 영락

없이 동일한 경과를 보이는 질환들도 적지 않았다. 예를 들어 중증 췌장염이나 3도 전신 화상 등이 그러했다.

이쯤 되면 패혈증에 대해서는 다음과 같은 합리적 의심이 들 수밖에 없다.

"패혈증=심한 세균 감염. 과연 이게 최선인가요?"

뒤에 가서 다시 자세히 설명하겠지만, 패혈증은 세균의 해코지가 모든 원인이 아니며, 세균에 맞서서 싸우는 사람의 반격이 세균뿐 아니라 자기 자신도 해를 입힌다는 단서들이 하나하나 포착되어 축적된다. 그리하여 결국은 '패혈증=세균 감염'이라는 고정 관념에 일대 전면 재 수정이 불가피하게 된 것이다.

또 한 가지 실질적인 문제도 있었다.
패혈증을 치료하기 위한 새로운 방법들이 많이 모색되어 왔었는데, 가장 큰 장애 요인은 패혈증과 관련된 용어들이 필요 이상으로 많았고 이들 모두 통일된 기준이 없이 중구난방이라는 것이었다.
당장 패혈증(sepsis)부터 septicemia라는 용어와 혼용되었으며, 패혈 증후군(septic syndrome; 즉 완벽한 패혈증인지 모호하기 때문에 그냥 다 뭉뚱그린 용어인 셈), 패혈성 쇼크 등등..
용어들의 정의가 제대로 안 내려지고 일관성도 없어서, 제 아무리 좋은 신 치료 기법을 개발한다 하더라도 과연 정말로 효과가 있는 것인지를 정확히 평가할 수가 없었으니 용어의 표준화가 불가피했던 것이다.

*그래서.. 그들이 모였다
그들 중에서 핵심이 되는 인물들을 몇 분만 추려 보자면:

Roger Bone
이 분이 보스라고 보면 된다.

Willam A Knaus

중환자 보시는 분들은 필수로 알고 있어야 할 APACHE (acute physiologic and chronic health evaluation) score의 창시자이시다.

Willam J Sibbald

나중에 설명할 SIRS (systemic inflammatory response syndrome) 용어의 고안자이다.

그리고 Charles Sprung까지는 기억해 놓자.

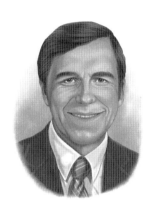

패혈증 정의 첫 번째 버전의 대변인이라 할 수 있는 로져 본(Roger C Bone: 1941-1997)은 캐나다의 윌리엄 시볼드(William J Sibbald: 1946-2006)와 이스라엘의 챨스 스프룽(Charles Sprung)과 함께 1991년 패혈증 모임을 주도하면서 그 동안 벌러 왔던 각종 용어 정의들을 모조리 완수해 낸다.

난립하던 각종 패혈증 관련 용어들과 정의들을 일목요연하게 통폐합하여 정리를 하였는데, 무엇보다 실제 임상에서 환자를 만났을 때 패혈증인지 여부를 신속하게 판단하는 지표를 마련하는 것이 가장 중요한 목적이었고, 아울러 새로운 치료 개발을 위한 임상 연구에 일관성 있는 표준을 부여하는 데에도 목표를 두었다.

이를 위하여 객관적이되 어느 의료기관에서나 쉽게 얻을 수 있는 인자들을 추려서 기준으로 만든다.

그 결과 환자의 활력 증상으로서 체온과 분당 심장박동 수, 분당 호흡 횟수, 그리고 기본적인 피 검사 소견들 중에서 백혈구 수치가 간택되었다.

그래서 환자가 감염질환에 걸려있다는 전제하에

체온이 섭씨 38도를 넘거나 36도를 밑도는 경우,
분당 심박수가 90회를 넘는 경우,
분당 호흡 수가 20회를 넘기며 헉헉대거나 좀더 확실하게 하려면 동맥혈액 가스
검사로 이산화 탄소 분압($PaCO_2$)이 32 미만인 경우,
그리고 혈액 검사에서 백혈구 수치가 3제곱미터 당 12,000개를 넘거나 4,000개에
미달, 혹은 아기 백혈구(band form)이 10% 넘게 나올 경우.

이상 4가지 경우들 중 적어도 2개가 맞아 떨어지면 패혈증으로 판정하기로 한
다.

그런데 여기서 주목할 점은 이 4가지 기준들이 곧 패혈증이라는 것은 아니라는
사실이다.
이 4가지 인자들은 모두 인체가 총체적인 염증 반응을 일으키면서 빚어내게 되
는 결과물들이다.
다시 말해서 감염 질환만의 전유물이 아니라는 것이다.
앞서 언급했듯이, 감염뿐만 아니라 인체 조직에 심각한 손상을 줄 수 있는 다른
모든 상황들에서도 공통적으로 나타날 수 있는 양상들이며, 실전에서도 감염과
의 구분이 쉽지 않다. 예를 들어 다발성 trauma 라던가 심한 췌장염, 출혈성 쇼
크, 넓은 범위의 3도 화상, 면역 기전에 의한 세포 손상 등이 그러하다.
사실 1991년에 모인 이들이 가장 고민했던 사항이 바로 이것이었을 것이다.
그래서 고민 끝에 얻은 타협점은 패혈증을 비롯한 용어 정의를 단칼에 해버리는
것이 아니고, 원인(감염과 비감염)과 결과(위의 4가지 기준들)로 나눠서 조합하
여 만든 것이었다.
바로 이 후자를 윌리엄 시볼드의 주도 하에 systemic inflammatory response
syndrome (SIRS)라는 용어로 고안하여 정의함으로써 일종의 모듈로 묶어 버렸
다. 어찌 보면 참으로 영리하고도 절묘한 우회로서의 해결책이었던 셈이다.
이렇게 함으로써 감염뿐 아니라 비감염성 요인으로 초래되는 상황까지 포괄할
수 있었으니 말이다.

사실 SIRS가 저지되지 않고 진행되면 각종 장기들이 무력화되는 다발성 장기부전으로 가는 코스는 원인이 감염성이건 비감염성이건 어차피 마찬가지니까.

여기서 감염의 정의는 다음과 같이 도식화 되었다.
일단 미생물이 있어야 한다. 그리고
이 미생물의 존재 하에 염증성 반응이 있어야 하고,
미생물은 정상적으로는 들어와 있으면 안 되는 곳(대표적인 곳이 바로 혈액)에 허락 없이 들어와 있는, 즉 침습 상황까지 3박자가 맞아 떨어지면 감염으로 간주한다.

그래서 감염 + SIRS = 확실한 패혈증.
만약 SIRS가 있으되 감염 성립의 3박자가 다 맞아 떨어지지 못하여 물증이 부족하지만 암만 봐도 패혈증이 맞다는 강력한 의심이 든다면?
그때는 SIRS로 뭉뚱그리면 된다.
일본식 표현으로 SIRS라 쓰고 패혈증이라 읽는 셈이다.
이 얼마나 간편한 판단 도구인가?
이렇게 sepsis-1의 최대 발명품인 SIRS는 제정 당시에는 훌륭한 해결 모듈이긴 했으나 본질적으로 포괄적인 개념이었기 때문에, 이는 훗날 개정 과정에서 적지 않은 장애 요소로 후학들을 고생시키는 원흉이 되기도 하였다. 그리고 이 SIRS에 의한 갈등은 결국 세 번째 개정판인 sepsis-3에서 아주 제대로 터지게 되는데 이는 뒤에 가서 다시 다루기로 하겠다.

자, 그리고 나머지 용어들을 정리해 보자.

균혈증(bacteremia): 이건 문자 그대로 혈액 내에 세균이 있다는 뜻이므로 이해하는 것이 그리 어렵지 않다.
Septicemia: 이미 sepsis의 용어 정의가 완성되었으므로 이 septicemia라는 용어는 1991년부로 폐기.
Septic syndrome: 다발성 장기 부전이라는 용어가 확립되었으므로 역시 퇴출.
그리고 중증 패혈증(severe sepsis), 패혈성 쇼크(septic shock), 다발성 장기부전(multiple organ dysfunction syndrome, MODS)의 정의들에서 각자의 영역 경계들이 좀 겹친다.

Severe sepsis는 패혈증에다가 장기 부전 혹은 저혈압(쇼크)이 동반되어 lactic acidosis를 보이거나 소변이 잘 안 나오거나(신부전), 의식이 흐려지는 양상을 보일 수 있는 상황을 말한다.

여기서 저혈압이란 수축기 혈압이 90 mmHg 미만이거나 평소 수축기 혈압보다 40 mmHg 넘게 떨어지는 경우를 말한다.

Septic shock은 어찌 보면 severe sepsis와 그리 다를 것이 없으나, 저혈압(쇼크)에 더 초점을 맞춘 용어 정의이다.

사실상 이 둘을 굳이 구분할 이유는 없다고 본다.

한편 septic shock을 정의함에 따라 종전에 쓰이던 따뜻한 쇼크(warm shock)이나 차가운 쇼크(cold shock)이란 용어들도 자연스럽게 폐기되었다. 허 참... 80년대 전공의 시절엔 꽤 자주 쓰던 용어였던 것이라 괜히 서운한 감도 들었다.

MODS 역시 severe sepsis나 septic shock이 초래된 상황과 공존하는 용어로, 주로 복수의 장기들이 제대로 기능을 못하는 상황을 말한다. 즉, sepsis로 인해 초래된 아주 '안 좋은 결과'에 초점을 맞춘 용어인 셈이다.

03. 패혈증 두 번째 버전-어째 더 복잡해져 버리다

1991년에 패혈증 기준을 처음으로 표준화시킨 위대한 업적을 달성한 로져 본은 이후 불행하게도 일찍 생을 마치게 된다.

신장암이라는 병마가 그를 덮친 것이었다.

그는 결국 그로부터 불과 6년 후인 1997년 56세를 일기로 영면한다.

(에휴. 지금 내 나이대와 같네. 대문 밖이 저승인데, 하루하루 후회 없이 살아야겠다는 다짐을 다시 해 본다.)

그래도 후학들은 열심히 패혈증 기준을 보완하고 또 보완하여 2001년 워싱턴에서 제2차 패혈증 용어 정의 학술 집회를 가진다.

이번 제2차 학회에는 기존의 SCCM과 ACCP에 더해서 유럽 중환자 의학회(the European Society of Intensive Care Medicine), 미국 흉부학회(American Thoracic Society), 외과감염학회(the Surgical Infection Society)까지 동참하여 더욱 규모가 커진다.

원래 제2차 학회의 모임 취지는 SIRS를 어떻게 처리하느냐는 데에 있었다.

좀 더 솔직히 말하자면 SIRS 개념을 죽여, 살려? 였다.

왜냐하면 패혈증에 대한 인체의 보편적인 반응들로 이뤄진 SIRS는 당연히 민감도가 100%에 수렴했던 반면에 특이도는 18% 정도로 형편없었기 때문이었다.

이는 처음 환자를 맞닥뜨렸을 때 패혈증으로 판단하는 데에는 좋았겠지만, 이후

치료 과정에서 "어? 아니잖아? 괜히 과잉 치료했어.. 아이고 이거 치
료에 의한 부작용이나 합병증 어쩔 거야?"하는 상황이 너무 자주 일
어난다는 얘기가 된다.

그래서 SIRS에 준하는 임상적 판단 기준의 특이도 분야를 보강 및 강화를 하려
고 하였다.
그리하여 나온 두 번째 버전의 패혈증 기준..
그러나..
엉뚱하게도 SIRS는 처음 의도와는 달리 오히려 더 그 위치를 공고히 하였으며,
패혈증 정의와 각종 용어들은 더 가짓수가 많아지고 더 치밀해졌다. 실은.. 좋게
말해서 치밀해졌다는 것이지, 실전의 시각에서 보면 더 복잡해졌다. 어째 개악
을 한 느낌마저 준다(이건 내가 주관적으로 느낀 불만일 뿐임).
새로 도입된 개념들로 PIRO가 있는데, 이는 Predisposition(패혈증에 잘 걸
리기 쉬운 소지들), Insult or Infection, Response(인체의 반응), Organ
dysfunction(장기 부전)의 약자이다. 여기서 이 개념들을 더 자세히 기술하고픈
생각은 추호도 없다.
왜냐하면.. 내 주관적인 관점에서는 실전 면에서 별로이기 때문. 그냥 내가 이
sepsis-2가 싫다.
비록 특이도가 떨어지지만, 실제 임상 실전에서는 간단 명료한 sepsis-1이 훨씬
실용적이고 간편하거든.

SIRS가 왜 도리어 더 입지가 탄탄해졌는지는 이유를 모르겠다. 아마도 SIRS 를
만든 장본인인 윌리엄 시볼드가 아직 활발히 활동하고 있었던 탓이 아니었을까
한다. 그게 나쁘다는 게 아니다. 사람 사는 세상이 다 그런 거니까.

SIRS를 고안한 윌리엄 시볼드는 sepsis-2가 열렸던 2001년에서 5년이 지난
2006년에 세상을 떠난다.
그와 동시에 SIRS라는 용어의 운명도 위태로워졌다고나 할까?
SIRS 또한 결국 세 번째 버전의 패혈증 기준 제정 학술 집회에서 생을 마친다.

04. 패혈증은 작용과 반작용이 평형을 이루는 그 어디쯤에 있다

사실 로져 본을 비롯한 제1차 패혈증 용어 정의 학자들의 패혈증 개념은 SIRS를 열쇠로 삼고 있다.

그들이 정립한 패혈증의 병리 기전을 이해하기 위해서는 몇 가지 용어를 좀 더 잡아 놓고 시작해야 한다.

SIRS는 수도 없이 설명했으나, 다시 강조하자면 각종 cytokine들과 prosta-glandin을 비롯한 arachidonic acid 대사 산물들, 보체(complement), 그리고 혈액 응고 인자 등에 의하여 전신 염증으로 진행되는 것을 의미한다.

작용이 있으면 반작용이 있는 법.

인체가 온통 염증 반응으로 뒤덮이도록 가만히 놓고 있을 리가 없다.

그래서, 염증에 대항하여 항 염증 반응이 거의 대등한 규모로 반격을 시작한다.

이를 보상성 항 염증 반응(compensatory anti-inflammatory response, CARS)라고 한다.

이 SIRS와 CARS가 대등하게 맞서게 되면, 어느 선에서 평형이 형성되게 된다.

이러한 상태를 MARS (mixed antagonist response syndrome)이라 한다.

한 마디로 어느 쪽으로 우세하건 간에 균형이 맞춰진 상태를 말한다.

사족을 좀 달자면 '나으리들(SIRs)을 탈 것들(CARS)에 태워서 화성(MARS)으로 모신다' 라고 나는 암기하고 있다.

SIRS = CARS인 상태로 평형을 이룬다면 가장 재수 좋은 경우일 것이다. 플러스/마이너스 해서 0이 되므로, 아무 일도 일어나지 않기 때문이다. 이를 homeostasis라고 한다. 그러나, 대부분의 경우는 이런 행운을 누리기 어려울 것이다.

SIRS > CARS 로 균형을 이룬다면 다발성 장기 부전으로 가게 된다.
SIRS < CARS 로 균형을 이룬다고 해서 좋아할 것도 없다.
이는 항 염증 작용이 우세하다는 것이므로, 자연스럽게 면역력이 바닥을 치게 되어 오히려 감염에 의한 합병증에 취약하게 된다.
결국 두 경우 다 재앙으로 가는 건 마찬가지다.

그러면 이 SIRS vs CARS 대결이 일어나는 곳으로 앤트맨처럼 좀 더 깊숙이 들어가 보자. 그리고 분자 수준에서 도대체 어떤 일들이 중구난방으로 벌어지길래 이 사단이 나는지 살펴보기로 하겠다. 소위 말하는 병리 기전을 찬찬히 짚어 보자는 말씀이다.

05. 패혈증의 모든 배후이자 최종 보스는 혈관이다

패혈증의 모든 배후이자 최종 보스는 혈관이다.

우리는 다음 몇 가지 사전 지식을 숙지하면 패혈증의 병리 기전을 보다 용이하게 이해할 수 있다.

*패혈증은 혈관이 주도한다.

그냥 피가 흐르는 파이프 정도로만 알았던 혈관을 우리는 재평가 해야 한다.

혈관 구조를 자세히 살펴보면, 그냥 도배 잘 되어 있는 벽들로 이루어져 있는 게 아니고, 엄연히 살아있으면서 활발히 활동하는 세포들이 촘촘히 엮어져서 구성되어 있음을 알 수 있다.

이 세포들을 혈관 내피 세포(endothelial cell)이라 한다.

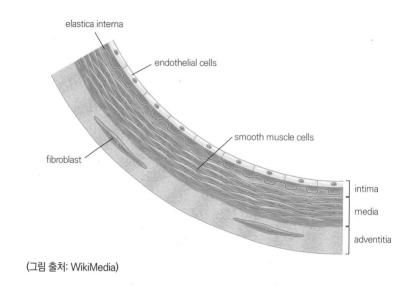

(그림 출처: WikiMedia)

이들은 벽돌로서 우두커니 서 있는 것이 아니고, 각종 재앙을 일으키는 물질들 (예를 들어 싸이토카인; cytokine)을 분비하여 사태를 악화시킨다.

그것뿐인가?

헤벌레 하고 이완되면서 쇼크의 기반을 제공하고, 이로 인한 다발성 장기 부전 의 시작점이 된다.

거기에다가 혈액들이 응고되며 각종 염증 세포들이 마구 행패를 부리는 장소까 지 제공한다.

이쯤 되면 패혈증 관여 악당들의 배후 최종 보스라고 칭해도 된다.

*패혈증은 혈액 응고 이상 질환이다.

얼핏 보기에 전혀 공통점이 없을 듯한 혈액 응고 기전과 패혈증은 알고 보면 한 통속이다.

혈액 응고로 초래되는 것도 염증에 해당한다.

혈소판 자체가 염증을 매개하기도 하며, 응고가 진행되는 와중에 염증이 더욱 심화된다.

외부에서 병원체가 침입해 오면, 인체는 이들이 더 이상의 영역을 넓히지 못하도록 포위하려고 한다. 마치 스파이더맨처럼 끈적거리는 물질을 잔뜩 쏘아대서 병원체를 잡아 놓으려고 하는 것이다. 그래서 출혈이 아니더라도 혈액 응고 기전이 대대적으로 가동된다.

문제는 이 과정들이 적절하게 이뤄지지 않고 과유불급이 된다는 사실이다.

혈액 응고 과정이 마구 작동되면서 protein C나 anti-thrombin 같은 자재들이 고갈되어 버린다. 그래서 혈액 응고 기전의 최종 산물인 끈적이는 섬유소(fibrin)이 필요 이상으로 지나치게 축적이 된다. 게다가 혈액 응고 기전이 진행되면서 사용되는 효소들(coagulation proteases)이 염증을 더 악화 시키는 수용체들에도 작용하는 오지랖을 떠는 바람에 염증이 더 악화된다.

그 결과, 염증은 더 나빠짐과 동시에 우리 몸 전체에 걸쳐 자리 잡고 있는 미세 혈관에 역시 미세한 피떡(혈전)들이 잔뜩 처 박혀서 혈류가 원활히 흐르지 못하게 만든다. 그와 동시에 혈액 응고 인자가 다 고갈되고 만 상황이 되므로 출혈 또한 동시에 일어난다. 이렇게 응고와 출혈이 공존하는 참으로 괴이한 상황을 범발성 혈관내 응고증(disseminated intravascular coagulation, DIC)이라 한다. 이 DIC가 여러 장기들에게 가야 할 혈류 공급을 방해함으로써 다발성 장기 부전을 초래하는 것이다.

*PAMP - 범죄형 인상 착의를 포착하면서 염증이 시작된다.
패혈증은 병원체가 우리 몸 안에 들어와서 면역세포들을 도발하는 데서 출발한다.

그렇다면 우리 면역 세포들은 어떻게 도발될까?

암만 봐도 범죄형일 수밖에 없는 '인상착의'를 알아 보는 데에서 시작이 된다.

이 고약한 인상착의는 병원체가 아니면 가질 수 없는, 그렇게 생겨 먹은 '패턴'이다.

이 '패턴'을 병원체가 가진 분자 구조 패턴(pathogen-associated molecular patterns, PAMPs)라 한다.

PAMP는 pamper의 줄임 단어로, 아가들 응석을 다 받아 주면서 '오냐, 오냐'하며 키우는 것을 의미한다. 어찌 보면 애들을 귀여워하는 것처럼 보이지만, 실제로는 매우 부정적인 뉘앙스의 단어다.

영미권 애들은 날이 갈수록 지식은 기하 급수적으로 증가하고, 외워야 할 분량이 넘치기 때문에 그럴듯한 암기 비법 내지 mnemonic을 자꾸 만들어내는 경향이 있다. 이 PAMP와 다음에 설명할 DAMP도 아마 그런 경향이 반영되어 약간 억지스럽게 만든 약어 같다. 어쨌든 외우면 되니까..

이렇게 하여 다음과 같은 상황이 차례 차례 진행된다.

병원체가 들어온다

→ 그 병원체의 고약한 인상을 순찰 돌던 자경단이 발견한다

→ 자경단 내부에 있는 수용체가 그 병원체의 패턴을 이루는 분자 구조를 인지해서 '나쁜 놈'이라 인지한다

→ 자경단 내부에서 이 놈을 처리할 물질(예를 들어 cytokine)을 뿜어낸다

대표적인 예가 그람 음성균의 내독소인 lipopolysaccharide (LPS)를 구성하는 lipid A이다. 이 lipid A가 소위 말하는 고약한 인상, 즉 PAMP 인 셈이다.

이를 주위에 돌아다니던 LPS 결합 단백질이 알아보고 "잡았다, 요놈!" 하면서 꽉 잡아 체포한다.

이는 호중구나 대식세포 등에 전달되어 Toll-like receptor 4 (TLR 4)에 의해 세포 내부에서 tumor necrosis factor (TNF)를 뿜어내도록 한다.

이후 염증의 코스를 밟으면서 패혈증이 시작된다.

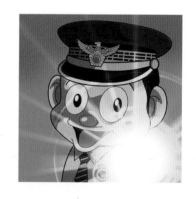

*DAMP - 적은 축축한 내부에도 있다.

그런데 적은 외부에서만 오는 게 아니다. 외부의 침략으로 세포가 깨지면서 그동안 숨어 있던 반역 분자들이 마각을 드러낸다. 이들의 인상 착의 또한 고약하기 비할 데 없는 패턴을 갖고 있다. 이를 손상과 연관된 분자 구조 패턴(damage-associated molecular patterns, DAMPs)라고 한다. Damp는 축축하고 음

습하다는 뜻이다. 역시 억지로 만든 mnemonic 이다.

이 DAMP도 PAMP와 동일한 도발 과정을 시작하게끔 한다.

꼭 병원체가 아니더라도 세포가 손상되는 상황이 벌어진다면 이 DAMP만으로도 패혈증에 준한 상황이 충분히 벌어질 수 있다. 그래서 비 감염성 요인인 췌장염이나 각종 trauma 등으로도 패혈증과 동일한 과정을 거쳐서 다발성 장기 부전까지 갈 수 있는 것이다.

*패혈증 유발 악당들은 톱니 바퀴처럼 맞물려 돌아간다.

패혈증을 유발하는 요인들은 혈관 세포를 본거지로 삼아, 지금까지 기술한 혈액 응고 인자, 혈소판, PAMP, DAMP, 그리고 보체(complement), prostaglandin 을 비롯한 arachidonic acid 대사물, nitric oxide, 그리고 cytokine 등이 마치 톱니 바퀴처럼 맞물려 돌아가며 재앙을 빚어낸다. 딱히 어느 한 요소만을 막는다고 해서 패혈증 참사를 막을 수 없는 이유가 바로 이 악당들의 치밀한 팀 워크(?) 때문이다. 따라서 이 악의 축의 고리를 끊어버리는 것, 그것이 패혈증 치료의 핵심들 중 하나이다. 이는 패혈증의 치료를 논할 때 다시 다루기로 하겠다.

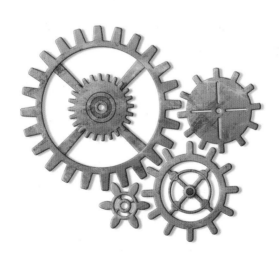

*지금까지 설명한 요소들을 종합해서 패혈증을 설명해 보자.

- 병원체가 들어온다.
- 이 놈의 고약한 인상(PAMP)를 우리 방어 체계가 인식한다. 세포가 파괴되면서 내부의 적이 노출되고 이들의 고약한 인상착의(DAMP)도 인지된다.
- 혈관 내피세포의 주도하에 호중구, 대식세포 등이 도발되어 cytokine을 뿜어낸다. 보체도 활성화 되며, 혈액 응고 과정이 시작된다.
- 혈액 응고 과정이 필요 이상으로 가동되면서 DIC가 생긴다. 이게 몸 전반에 걸쳐 미세 혈관들을 틀어 막는다.
- 한편 혈관 내피세포도 염증성 cytokine 물질들을 마구 낸다.
  Nitric oxide는 혈관을 이완시켜서 혈압을 떨어뜨리며, 각종 염증 물질들은 전신에 작용하여 발열과 순환기 붕괴, 대사 이상을 초래한다.
- 세포 내 미토콘드리아가 산소 부족으로 허덕인다. 그래도 ATP를 만들지 못하면 죽으므로 부득이 혐기성 대사들 쪽으로 활동 방침을 변경한다. 그 결과 젖산(lactic acid)이 잔뜩 만들어지고, 제대로 처리 못 한 산소 라디칼도 대량 쏟아져 나와 세포와 조직들에 치명적 손상을 입힌다. 어찌어찌 버티던 미토콘드리아는 결국 최후를 맞이하고, 더 이상 ATP가 만들어지지 못하는 상황까지 몰린다.
- 여기까지 기술한 모든 기전들이 작동하여 여러 장기들이 마비가 된다. 즉, 다발성 장기 부전으로 귀결되고 황천길을 향해 나아간다.

*이렇게 복잡한 병리 기전을 왜 알아야 하는데?
자, 이것으로 패혈증의 이면에서 돌아가는 상황들에 대하여 좀 자세히 알아 보았다.
그런데, 이렇게 복잡한 병리 기전을 왜 고생해가면서 알아야 할까?
분자 수준에서 패혈증의 기전을 파악했다는 만족감을 얻기 위함도 있지만, 임상 의사의 입장에서는 보다 더 실질적인 이유가 있다.
다름 아니라, 패혈증 치료의 전략을 세우는 가장 중요한 기반이 되기 때문이다.
병리 기전, 즉 다각도로 진행되는 패혈증 기전의 동선들 하나하나를 파악하고 있으면, 바로 그 지점들이 패혈증에 있어서 최고의 급소들이다. 이렇게 숙지한 병리 기전 지식을 바탕으로 패혈증의 치료에 대해 짚어보기로 하자.

06. Queen과 플래시 고든 그리고 패혈증의 기선 제압

2018년에 개봉한 영화 '보헤미안 랩소디'의 흥행으로 영국 밴드 퀸(Queen)이 젊은 층에서 재발견되어 선풍적인 인기를 끌기 시작했다.
퀸의 데뷔시절, 그러니까 내가 중학생이던 시절부터 팬이었던 입장에서, 좋은 음악을 청년층과 공유하게 되었다는 마음에 괜히 뿌듯하기도 하다.
퀸의 작품들은 영화에 소개된 곡들 외에도 좋은 게 많다.

그 중 하나가 영화 '플래시 고든(Flash Gordon)'의 주제가이다.

감상하실 공식 링크는 다음과 같다.
https://youtu.be/jXZDJwoYloI

이 곡이 실린 노란 바탕에 빨간 플래시 고든 로고가 박힌 LP 앨범은 1981년에 내 생일 선물로 받았었기 때문에 내 개인적으로도 추억이 남아 있다.

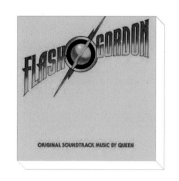

영화는 국내 개봉을 안 해서 보지 못했는데, 앨범만 들었을 때는 스타워즈 찜 쪄 먹을 걸작일 줄 알았다.

결국 몇 년 후 드디어 비디오로 감상하게 되었다. 그런데 비디오 가게 주인이 플래시 고든 비디오를 넘겨주면서 이런 말을 했었다.

"이 영화 진짜 야한 영화인데.."

'...... 응?'

그래서 비디오를 틀고 '이히히히'하며 잔뜩 기대감 속에 감상을 시작하였다.

그러나 야하긴 개뿔.. 내가 지금 무슨 일본 특촬물 보고 있나 하면서 욕이 한 바가지 나왔다.

"음악이 아깝다, 정말!"

이 괴작을 감상하고 나니, 왜 흥행에 별로 재미를 못 보았는지 알 수 있었다.

그리고 비디오 가게 주인..

그가 언급한 것은 FlAsh Gordon(번개같이 빠른 고든)이 아니라 그 영화의 패러디 도색 영화 FlEsh Gordon(살덩어리 고든)이란 영화였다. 풀 버전은 보지 못했고, 원작이 워낙 망작이라 볼 생각도 없었다. 그러다가 최근 유튜브에서 검색해 보니..

당연히 남녀상열지사는 뺀 나머지 장면들이 올라와 있는데, 이게 참.. 기대 이상의 쓸데없이 고 퀄리티였다.

남근 모양의 각종 거대 괴수들이 여기 저기 출몰하는데, 도색 영화 장면들만 제외한다면 원작 플래시 고든보다 창의성 면에서 오히려 더 나은 작품 같았다.

그래도 이 작품(Flash)은 망작이라기 보다는 괴작으로 분류되는데, 나름 컬트적인 인기는 꾸준히 얻고 있는 듯 하다.

얼마 전 개봉한 영화 '19곰 테드'에서도 이 플래시 고든 영화는 주인공들에게 매우 비중이 높은 추억으로서의 역할로 나오고 있다.

이 퀸의 주제가를 듣다 보면 종반부에 정말 확 깨는 대사가 나온다.
"Flash, I LOVE you, but we have only 14 hours to save the earth!"
(플래시, 당신을 사랑해요, 하지만 우린 지구를 구할 시간이 14시간 밖에 없어요)
이 순간에 플래시 고든은 적에게 목 졸림을 당해서 질식하기 일보직전이었다는 사실.
다 죽어가는데 거기서 "사랑해요, 시간 없어요"라니, 하하하.
역시 B급 정서에 충실한 영화다. 난 이런 거 진짜 좋다.
물론 이 상황을 극복하고, 연인을 구하고, 최종 보스 밍 황제(무려 막스 폰 시도우가 연기한다. Queen이 부른 주제곡 속에 간간히 나오는 사악한 "파하하하!" 웃음 소리의 장본인)까지 제거해서 우주 평화를 가져오긴 하지만 말이다. 하지만 패혈증 환자를 만나면, 우리도 이 대사를 되풀이해서 칠 수밖에 없다.
"우린 이 패혈증 환자를 구할 시간이 3시간 밖에 없어요!"

패혈증 치료의 성패는 기선 제압에 있다.
로져 본 등이 개발한 패혈증 기준 안에 의거하여 환자가 패혈증인지 여부를 즉시 판단해야 하며, 이때부터 3시간 이내로 필요한 조치를 다 해 놓아야만 승산이 있다.
일단 첫 3시간 이내로 광범위 항생제로 공격을 개시하고, 혈액 배양과 혈청 lactate(젖산) 수치를 확보해야 한다. 곧 이어 6시간 이내로 혈압과 숨쉬기를 비롯한 활력 증상을 확실하게 잡아 놓아야 한다.

기선 제압의 중요성은 아무리 강조해도 지나치지 않기 때문에, 실전에서 어떻게 더 잘 해야 할 것인지에 대한 시도와 연구가 활발히 행해졌고, 지금도 진행 중이다.
이거 하나만 봐도 로져 본 등이 패혈증 표준 기준안을 마련한 업적이 얼마나 위대한지 다시금 알 수 있다.

결국 '어떻게' 해야 기선 제압을 잘 할 것인지에 대한 고민들의 결정체로서 2001년에 '목표 달성 지향적인 조기 치료(early goal-directed therapy, EGDT)가 패혈증 치료에 좋은 성과를 거둔다고 발표된다.

쇼크가 있고 lactate(젖산) 수치가 4 mmol/L 를 넘어간다면 EGDT를 시작하여 다음과 같은 구체적인 수치를 목표로 두고 달성하자는 것이다.

- 중심 정맥압(central venous pressure, CVP) 8~12 mmHg (인공 호흡기 달고 있거나 심장 기능 신통치 않으면 12~15로 상향 조정).
- 상대정맥 산소 포화도(ScvO2) 70% 넘게, 혹은 혼합 정맥혈 산소 포화도(mixed venous oxygen saturation)이 65% 넘도록.
- 평균 동맥 혈압(mean arterial pressure, MAP)가 65 mmHg 를 넘어야 함.
- 소변 배설 양이 0.5 mL/kg/hour 이상.

구체적인 목표 수치를 제시하니까 좀 더 체계적으로 치료에 임한다는 자신감을 불어넣어 주니 든든하기도 했다.

이 방침은 원래는 심장 수술 직후의 중환자들을 회복시키는 데에 쓰이던 것이었는데, 어차피 쇼크가 오는 건 마찬가지라는 점을 감안해서 패혈증 환자들에게까지 대상을 넓힌 것이었다.

처음 발표 당시에는 6시간 내로 이 목표치들을 달성하면 사망률을 의미 있게 줄일 수 있었다는 성적을 제시하였다.

그런데, 이 목표치들을 보면 알 수 있듯이 중심 정맥 카테터를 꽂고 측정을 해야 하는 등의 침습적인 방법들을 반드시 동원해야 해서, 실제로 시행하기엔 부담과 비용이 많이 든다는 문제성을 지니고 있었다.

그리고 이 성적은 체계적으로 매우 잘 정리된 성과였지만, 사실 단 한 개의 병원에서만 검증이 되었다는 태생적인 문제점 또한 안고 있었다.

그래서 대규모로 이 EGDT에 대한 검증 연구가 시행되었다.

크게 세 개의 대형 연구가 행해졌는데, ProCESS, ARISE, ProMISE 연구였다.

이 과정(process)이 대대적으로 일어나서(arise) 우리에게 낭보를 약속(promise)해 준다?

병리 기전 편에서도 언급했지만, 하여간 서양 아해들은 약자로 단어 만들기를 참 좋아도 한다.

그 결과는 실망스럽게도, EGDT는 굳이 침습적 방법까지 동원하지 않는 패혈증 치료와 비교해서 조금도 나은 점이 없다는 것이었다.

그래서 현재 EGDT는 하지 않는 것으로 결론이 났다.

솔직히 말해서, 매우 반가운 소식이기도 했다. – 낭보 맞네..

EGDT 프로토콜을 읽어 보면 아시겠지만, 이의 시행을 위해 동원해야 하는 각종 침습적 방법들이 주는 부담이 적지 않았기 때문.

그렇다고 해서 패혈증 치료는 기선 제압이 핵심이라는 사실은 변하지 않는다.

현재 패혈증 치료는 어떻게 하는 것이 정석일까?

07. 패혈증 치료의 3가지 원칙

패혈증의 치료 원칙들은 복잡한 병리 기전만큼이나 가짓 수도 다양하다. 나는 이 원칙들이 크게 봐서 다음 3가지로 분류될 수 있다고 본다.

✔ 당연한 얘기지만, 감염과 싸운다.
✔ 어떻게 해서든지 산소가 체내 장기 곳곳에 원활하게 공급되어야 한다.
✔ 의욕 과잉을 보이는 우리 몸의 반응을 적절히 조율해야 한다.

*감염과의 싸움

패혈증의 시작이 감염에 의한 것인 이상, 무엇보다 먼저 병원체들을 공격해야 한다. 이는 패혈증이 의심되는 순간, 망설이지 말고 1시간 이내로 항생제 공격을 개시해야 함을 의미한다.

일단은 원인균이 무엇인지 아직 모르므로 광범위 항생제를 선택하여 시작한다. 우선적으로 선택하는 약제로는 piperacillin/tazobactam, 4세대 cephalosporin (3세대는 더 이상 아니다), 그리고 carbapenem 항생제이다. 항생제 면면을 보면 짐작할 수 있듯이, 주로 그람 음성균, 특히 *Pseudomonas aeruginosa*(녹농균)을 의식한 선택이다.

실제 녹농균이 원인인 경우는 많은 편은 아니지만, 일단 한 번 걸려들었다 하면 필연적으로 치명적인 경과를 밟기 때문에 우선적으로 겨냥해야 하는 것이다. 이 원칙은 면역 저하 환자의 항생제 선택 원칙과 동일하다.

목숨이 경각에 달려 있는 상황인 이상 그람 음성균만 공격할 수는 없는 노릇.

그래서 그람 양성균까지 겨냥하여 glycopeptide (vancomycin)을 추가한다.

어느 과나 중증 상황이 되면 항생제를 무조건 '메로+반코'부터 시작하는 게 주요 추세가 되었는데, 솔직히 감염내과 입장에서는 썩 달가운 경향은 아니다. 처음부터 최대한 벌려 놓은 범위로 항생제를 융단 폭격하는 것을 좋아할 감염내과 의사는 없으니까.

그래서, 나중에 원인균이 밝혀지면 가장 적절한 항균 범위의 항생제로 빨리 조정하도록 부지런히 조언을 한다.

*원활한 산소 공급

중증 패혈증 혹은 패혈성 쇼크란 결국은 온 몸에 산소가 제대로 공급되지 못하는 상황을 뜻한다.

그러므로 당연히 몸 구석구석으로 산소가 원활히 공급되도록 해야 하는 것이 치료의 또 다른 핵심이다.

산소는 크게 두 가지 형태로 공급이 되어야 한다.

하나가 기체이고 하나가 액체이다.

기체는 당연히 인공 호흡기(기계 환기)로 산소를 공급하는 것이고,

액체는 쉽게 말해서 충분한 혈류가 각 장기로 공급되게끔 하는 것이다.

쇼크라는 용어 정의 자체가 세포로 혈류가 충분히 가지 못함을 의미하며, 이는 곧 산소 공급이 부족함을 뜻한다.

혈류가 부족하다. 그래서 공급해야 한다.

어떻게 해야 할까?

일단 교통량을 대폭 늘리는 것이 우선이다.

그래서 수액을 왕창 투여해서 혈류량을 늘린다.

그렇게 하면 밀려서라도 각 장기에 공급이 된다. 산소를 머금은 피들이.

그러나, 이런 조치에도 불구하고 혈류가 제대로 가지 못하는 경우도 있다.

이유는 혈류가 제대로 흐르도록 해 주는 추진력, 즉 혈관이 수축하면서 만들어 내는 혈압이 제대로 올라가지 못하기 때문이다.

그래서 이때는 인위적으로 혈관을 짜 줘야 한다. 이런 목적으로 쓰는 것이 바로 혈압 상승제인 것이다.

혈류량을 늘리는 수단으로서의 수액은 크게 두 가지가 있다.
하나가 crystalloid이고, 다른 하나가 colloid이다.
Crystalloid란 체액 구성 성분에 준하는 여러 전해질들과 각종 물질들이 '녹아' 있는 수액을 말한다. 대표적인 것이 0.9% 생리 식염수, Ringer's lactate (링게르), 하트만 용액 등이 있다.
Colloid란 두 가지의 서로 다른 성상을 지닌 물질, 예를 들어 고체와 액체가 서로 혼재하고 있되 '녹아 있지는 않은' 수액을 말한다. 알부민 주사가 대표적인 예이다.

일제 강점기 때 우리 민족은 colloid 였다.
Crystalloid 였다면 오늘날의 대한민국은 없었을 것이다.
이 수액들은 둘 다 혈류량을 증가시키는 데에 유용하다.
차이점이 있다면,
colloid는 녹지 않는 물질이 조성한 높은 삼투압으로 인해 혈관 내로 물을 잔뜩 빨아 들인다. 그렇게 하여 혈관내의 혈류량을 늘린다.
crystalloid 는 녹아 버린 용액이라 삼투압이고 뭐고 없다. 그래서 혈관 내 혈류량도 늘지만 혈관 사이사이 조직이나 세포 내부까지 액체량이 늘어난다.

한동안 crystalloid와 colloid 중 어느 것이 패혈증 쇼크에 나은지 논란이 있었으나, 현 시점에서는 crystalloid의 손을 들어주고 있다. 한 마디로 0.9% 생리 식염수를 퍼 부으라는 얘기다.
만약 hemoglobin이 7.0 g/dL 미만이면 당연히 수혈도 해주어야 한다.

이렇게 퍼 부어도 혈압이 안 오르면 인위적으로 교감신경 작용을 올려서 혈관 수축을 통해 혈압을 상승시켜야 한다.
이런 목적으로 쓰는 것이 norepinephrine 이다.
Dopamine도 같은 목적으로 사용해 왔지만 부정맥 발생 문제 때문에 차선책으로 밀려났다.

이상의 모든 조치에도 혈압이 안 올라가면 dobutamine을 추가한다.

*우리 몸을 자중시키기

병리 기전에서 다뤘던 기전들 하나하나의 길목마다 개입해서 조율하는 방안들인데, 사실 현재까지 뚜렷한 성과를 거둔 방법들은 그리 많지 않다. 한때 DIC와 연관되는 혈액 응고 이상과 관련해서 protein C를 보충 투여하는 것이 관심을 받았으나 결국은 효과가 없는 것으로 판명이 났다. 각종 cytokine 을 차단하는 단일클론 항체 제제들도 실망스러운 성적을 거두었다.

Immunoglobulin 주사, anti-thrombin 등도 그리 신통치는 않다.

현 시점에서는 스테로이드가 이 원칙에서 그나마 긍정적으로 받아들여지고 있다. 그러나 혈류와 혈압 확보가 충분히 되고 있는 패혈증의 경우에는 굳이 투여할 필요가 없다.

08. 패혈증 세 번째 버전(Sepsis-3 in 2016) - SIRS의 최후

앞서 언급했던 sepsis-2 제정 과정에는, 그 동안 낮은 특이도로 문제성이 많던 SIRS를 죽이려 했었으나, 도리어 더 강화되는 결과가 빚어졌다. 그렇다고 해서 SIRS 개념의 단점이 상쇄되는 것은 아니어서 계속 문제의 소지를 갖고 있었다.

그러다가 2014년 1월부터 2016년 1월까지 무려 2년에 걸친 제3차 패혈증 기준 개정안 모임이 열렸는데, 드디어 SIRS가 폐기된다.

이번 세 번째 모임은 보다 '임상적으로' 패혈증 여부를 감별할 좋은 방안을 모색했으며, 특히 피츠버그 의료 센터 산하의 12개의 병원들로부터 130만 명에 달하는 진료 자료를 공급받아 철저한 검증을 거쳤다. 여기에 sequential(혹은 sepsis-related) organ failure score (SOFA) 점수 체계를 도입하였다. 그 결과가 패혈증 기준 버전 3, sepsis-3 이다.

간단히 요약하면 다음과 같다.

- SIRS는 이 시간을 기점으로 완전 폐기한다!!!
- SOFA score를 적극 활용한다.
- 그런데, 실제 이 SOFA를 bed side에서 즉각 활용하기엔 시간상 문제가 있으니까 quick guide를 활용한다. 소위 qSOFA 되시겠다. 이는 매우 간단하다. 100-22-몽롱... 중 두 개 이상으로 외우면 된다.

→ 혈압 100 이하, 호흡수 22 이상, 의식이 뚜렷하지 않을 때.

- 수액을 실컷 줘도 mean arterial pressure 65 mmHg를 넘지 못하여 vasopressor를 써야만 하고, 혈중 lactate 2 mmol/L 이상 나오는 경우를 패혈성 쇼크로 정한다. 한편 severe sepsis라는 용어는 폐기한다. 이제부터는 septic shock이라는 용어만 쓰자.

SOFA는 어떻게 계산하느냐고 고민할 필요가 없다. 구글에서 'sofa score'라고 검색하면 웹에서 간단히 계산할 수 있는 곳이 얼마든지 있다.

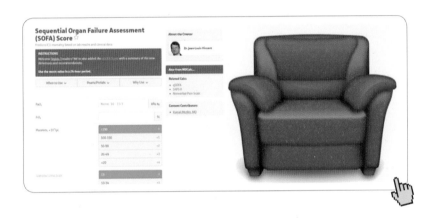

링크 하나를 예로 들면 다음과 같다.

https://www.mdcalc.com/sequential-organ-failure-

assessment-sofa-score

딱 봐도 임상에서 패혈증 환자를 만났을 때 신속하게 판단하기 좋게 제정되어 있다.

물론 SIRS 만큼이나 특이도 면에서 썩 좋은 인상을 주지는 못하지만.

그러나 현재까지 qSOFA에 의거한 판단을 한 성적들을 검증한 연구들을 보면, 예상보다 괜찮은 성적을 보여주고 있다.

Sepsis-1 & 2를 갈아 엎고, 특히 SIRS를 폐기 시켰으니, 기존 선배들이 가만있을 리 없다.

장강의 뒷 물결은 앞 물결을 밀어내고(長江後浪推前浪),
세상의 새 사람은 옛 사람을 바꿔치는구나(世上新人換舊人).

그래서 sepsis-3 발표 이후에 논쟁이 꽤 일어났다.

0P. Sepsis-3에 대한 비판과 반격 - 꼰대의 서러움

살려는 드릴게.
- 이중구(박성웅 분), 영화 신세계(2012) 중에서.

Sepsis-3가 SIRS를 퇴출하고 SOFA 점수제를 도입하는 등, 기존 패혈증 기준을 완전히 갈아 엎자, 자연스럽게 이에 대한 반발도 만만치 않게 나왔다.

*비판

대표적인 사례가 바로 로져 본, 윌리엄 시볼드와 함께 했던 오리지널 멤버인 이스라엘의 챨스 스프룽(Charles Sprung)이었다. 초창기 도원결의 삼총사 동지였던 로져와 빌리가 세상을 하직하고 홀로 외로이 남아 있던 차에, 후학들이 감히 자기들의 업적을 갈아 엎었으니 열 받지 않을 수가 없었을 터.
그는 중환자 의학회지 2016년도에 'The Good, The Bad, The Ugly'라는 스파게티 웨스턴 영화 '석양의 무법자'를 패러디한 재치 있는 제목으로 불만에 가득 찬 사설을 실었다.

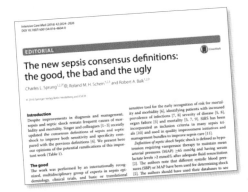

그는 sepsis-3 중에서 SIRS를 버린 것, SOFA의 문제점(급성 장기 부전을 평가하기 위한 것이지, 이미 문제성 있는 질환을 앓고 있는 환자를 평가하기엔 부적절한 수단이라는 것), qSOFA가 변별력이 좋지 않다는 점 등을 'The Bad'라고 비판했다.

그리고 Severe sepsis도 제외한 것을 'The Ugly'라고 강도 높게 비난한다.

스프룽의 생각으로는 sepsis에서 severe sepsis를 거쳐서 septic shock으로 가기 때문에, 만약 이 중간 과정을 제외해 버리면 패혈성 쇼크로 가기 전 단계를 인지할 수가 없다는 것이었다. 그렇게 되면 걷잡을 수 없이 패혈성 쇼크로 가기 전에 이를 저지할 방도가 없으니까 말이다. 그리고 이 sepsis-3 기준에는 기초 의학적인 병리 기전들을 별로 고려하지 않고 너무나 임상적이라는 것 또한 'Ugly'라고 비난한다.

이렇게 sepsis-3로 가게 되면 당장은 실용적일지는 몰라도 과학 연구 방면에서 더 이상의 발전을 기대할 수 없다며 신랄한 사설을 마무리 하였다.

*반격

이 사설에 이어서 sepsis-3를 주도했던 영국의 싱어(Mervyn Singer, 싱하가 아니다!)가 곧장 반격을 개시한다.

제목은 스프룽이 내세운 문장을 살짝 비틀어서 'the Good, the NOT-SO-BAD, and the ACTUALLY-QUITE-PRETTY'라고 달았다.

'나쁘다고요? 아뇨. 그렇게 나쁘진 않아요. 추하다고요? 실제로는 오히려 제법 예쁘기까지 해요'라는 듯이.

시작은 매우 정중하게 하고 있다.
아무래도 패혈증 기준을 사상 처음으로 확립한 대선배이니까 예우를 갖춰야 했겠지.
그러나 'Ugly' 소리까지 들었으니 더 이상 참기가 어려웠을 것이다.
그리고 너무 정중해서 오히려 불안감이 스멀스멀 엄습하기 시작한다.

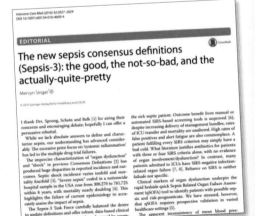

아니나 다를까.

예의로 위장해서 기술했던 첫 문단이 끝나고 이어지는 문단부터 본색을 드러내며 처절하게 반격하기 시작한다.

무엇보다 SIRS가 얼마나 부정확하며 그 동안 기준 개선에 장애가 되었는지에 대하여 가루가 되도록 깐다.

'선배들이 잘 한 게 도대체 뭐가 있는데요?'

그리고 qSOFA를 도입하게 된 정당성, 향후 발전을 위한 교두보 마련 등을 철저하게 했음을 강조한다.

이 사설을 정독해 보면, 스프룽을 비롯한 선배들의 불만을 반박할 수가 없게 완전히 제압하고 있다는 느낌을 받는다.

그런데 말입니다.

읽다 보면 슬슬 기분이 나빠진다.

아무리 영어로 기술되어 있지만 언어 장벽을 넘어 어딘지 모르게 스프룽에 대한 연민이 들기까지 한다.

왜 그러냐 하면, 문맥들 하나하나가

"어이, 꼰대! 이제 이 일은 젊은이들에게 맡기고 그대들은 이만 쉬시지 그래? 거 오지랖 좀 그만 떨고"

라고 말하는 듯 해서다.

수사학적으로 웬만한 의학 영어 논문에서는 보기 힘든 불손한 표현들도 여기저기 보인다.

덕택에 영어 어휘 실력이 꽤 늘었다.

upheaval caused by usurping old friends: 오래된 친구들을 강탈해서 야기된 대 격변(SIRS 퇴출로 당황하는 선배들을 빗대어서)

fret: 조바심하다(역시 선배들의 모습을 빗대어서).

false-alarms, self-contradictory: 과거 기준 안들에 대한 비웃음.

blank ammunition: 빈 탄창

outdated paradigm: 너무 낡아서 이제는 쓸모 없는 틀.

bemoan: 찌질대지 마세요..

아, 정말 서양 놈들은 정이 없어요, 정이.

내가 이래서 미국 연수 때 거기 녀석들 싫었던 거다.

시대의 격변과 흐름은 막을 수 없지만 그래도 오늘날이 있기까지 누가 밑거름이
되어 줬는지는 잊지 말아야 하지 않겠는가...

라며 또 다른 꼰대인 내가 한 말씀 거들었다.

어쨌든 현재는 sepsis-3 시대이니 이 기준을 잘 준수해야 한다.

10년쯤 뒤에 나올 sepsis-4는 어떻게 개정될지 미지수이니까.

출처: (클릭하면 원문을 읽어 볼 수 있다. 영어로 상대방을 갈구려
면 어떻게 하는지 제대로 배울 수 있음.)

Sprung CL, et al. The new sepsis consensus definitions:
the good, the bad and the ugly. Intensive Care Med 2016;
42:2024-2026.

Singer M. The new sepsis consensus definitions (Sep-
sis-3): the good, the not-so-bad, and the actually-quite-
pretty. Intensive Care Med 2016; 42:2027-2029.

10. 패혈증의 역습, 이 원한을 어찌 풀지 않고 배길쏘냐

Blitzkrieg이란 용어를 아시는가?

줄여서 blitz라고도 하는데, 번개처럼 순식간에 진격하여 적진을 통과한다는 뜻이다.

제2차 세계대전 시작 때 나치 독일군이 폴란드와 프랑스를 눈 깜짝할 사이에 정복해 버린 데서 기원한 용어.

워낙 순식간에 휙 지나가는지라, 상대방은 그냥 넋 놓고 당하곤 한다.

"아야얏! 뭐가 지나갔냐?"

"글쎄..? 워낙~~~ 순식간에 일어난 일이라..?"

Blitz라는 단어는 독일어임에도 불구하고 2차 대전 때의 임팩트가 워낙 강해서, 영미권에서도 무슨 '기습'을 뜻하는 상황에서는 언제나 유행어처럼 써 먹고 있다.

삼국지 연의에서도 이와 비슷한 사례가 하나 있다. 유비의 참모로 제갈량이 참여하기 이전에 단원직 서서가 브레인 역할을 하고 있었다.

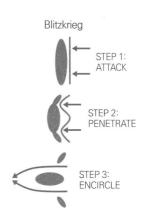

출처: http://www.longwood.edu/staff/hardinds/Blitzkrieg.html

소설에서는 결국 제갈량 등장 전까지 세팅을 해 주는 역할을 하고 조용히 사라지는데, 그가 딱 한 번 임팩트를 남긴 것이 바로 팔문금쇄진을 파훼한 사례이다.

팔문금쇄진이란 팔괘에 의거해서 조조의 위나라 군대가 개발한 진법이다.

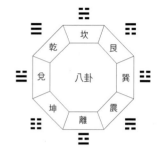

여덟 개의 방위에 빈틈없이 진을 쳐서, 그 어떤 방향으로 적이 쳐들어 오더라도 재빨리 둘러싸서 궤멸시키는, 한 마디로 죽음의 블랙홀 같은 진법이었다. 정말 실존했는지는 모르지만, 적어도 조조는 병법의 대가였으므로 이것과 비슷한 진법 정도는 갖추고 있었을 것이다. 사실 오늘날 우리가 읽게 된 '손자병법'도 저자 오리지널이 아니고 조조가 재정리한 버전일 정도로 그는 병법의 대가이기도 했다.

이렇게 허점 하나 안 보이던 팔문금쇄진은 서서의 지시를 받은 조운 조자룡 군대의 질주로 허무하게 무너지고 만다.

진의 급소를 노려서 교전 없이 순식간에 지나가게 함으로써 붕괴를 시켰다는 점에서 2차대전 나치 독일이 수행했던 blitzkrieg와 신기할 정도로 닮은 전법이었다.

어느 전투를 막론하고 적들이 무대포로 밀고 들어오면 당황하고 혼란에 빠지기 마련이다.

패혈증도, 아니 그냥 발열 질환도 가끔 이런 식으로 우리 의료진을 급습해서 혼돈에 빠뜨리곤 한다.

앞서 언급했듯이 최신 sepsis-3 기준에 의하면 혈압이 낮거나 숨을 헐떡이거나 의식이 몽롱해 지거나 중에 2개 정도는 보여야 패혈증이라고 잠정 판단할 수 있다. 사실 패혈증이 아무리 급성 질환이라 하더라도, 뭔가 본격적으로 발현되는 데에는 대개 적어도 1~3시간은 필요하다. 즉 패혈증 치료의 첫 골든 타임인 것이다. 그리고 쇼크까지 가는 경우는 두 번째 골든 타임인 첫 6시간 이내이다.

다시 말해서, 그래도 적군의 침략에 준비하고 대응할 시간이 아주 없는 건 아니라는 것.

그런데 말입니다.

가끔, 아주 가끔 패혈증이 광속으로 습격해 오는 일을 겪곤 한다.

그것도 발열을 보이되 SOFA 점수가 빵점인 환자가 정말 느닷없이 패혈성 쇼크에 빠지는 경우가 말이다.

거의 모든 경우에서 발열 → 패혈증 → 패혈성 쇼크를 거쳐야 하는데, 아예 패혈증 단계를 생략하고 그냥 발열 → 패혈성 쇼크로 급격한 낙차를 그리며 떨어지는 상황이 가끔 펼쳐지는 것이다.

이런 초스피드 역습 상황의 당혹스러움은 정말 겪어보지 않았으면 실감할 수 없을 것이다.

아무런, 정말 아무런 패혈증의 단서가 없었는데(qSOFA 빵점) 갑자기 패혈성 쇼크로 지름길을 질러서 오는 것.

몇 번을 당하다 보면, 과연 현존하는 패혈증의 기준이 완벽한지에 대한 회의감이 솟게 된다.

Sepsis-1부터 sepsis-3까지 기준 안들의 훌륭함에 이의는 없지만, 이 기준 안들이 커버하지 못하는 사각지대는 분명히 존재하고 있다.

패혈증 치료의 성패를 좌우하는 것은 얼마나 빨리 재앙을 감지하느냐에 달려있다. 그러나 패혈증 소견이 아~~무 것도 없는 상황에서 전격적으로 기습해 오는(fulminant sepsis) 데에는 어찌할 방도가 없다.

분명히 나처럼 당했던 이들이 하나 둘이 아닐 것이기에 pubmed 등을 통해 검색을 해 보곤 했다. 그러나, 이러한 낭패스러운 상황들을 체계적으로 정리해서 발표된 논문은 적어도 내가 찾아본 바로는 없었다. 그나마 나오는 것은 어느 특정 원인균에 의해서 전격성 패혈증으로 진행된 사례들이다. 생각해 보니, 이런 상황들이 논문화되어 발표되기는 사실상 어려운 것이 아닌가 한다.

뭔가 체계가 갖춰져야 하는데, 실제 당하는 사례들은 거의 드물기에 공통점을 찾아 정리하기가 쉽지 않을 것이다.

그리고, 기왕이면 해피 엔딩을 발표하고 싶지, 흑역사를 자랑스럽게 공개하고 싶을까?

현 시점에서는 각자 당했던 몇 안 되는 사례들을 바탕으로 해서 주관적인 판단 기준을 각각 마음 속에 마련해 놓고 있는 수밖에 없는 것이다.

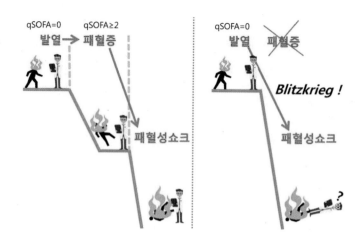

내가 겪은 사례들의 공통점들을 몇 개 추려보면 다음과 같다.

(여기서부터는 학문적으로 신뢰성 제로임을 미리 천명한다. 그냥 주관적인 생각일 뿐이다.)

- 환자들의 연령이 비교적 젊다. 그래서 상황도 화끈하게 진행되는 듯.
- 패혈증 소견을 전혀 보이고 있지 않다가 갑자기 쇼크로 넘어가는 바로 그 지점에서 가장 기억에 남는 외향적 특징이 하나 있다.

(이제부터 말하는 특징은 철저하게 나의 의견일 뿐이므로 신뢰하지는 마시라.)

온 몸이 정말 벌겋게 보인다. 그리고 섭씨 40도 내외의 완전 고열이다.

정신은 멀쩡해서 이야기도 정상적으로 나눈다. 숨이 차지도 않고, 혈압도 정상이다.

그러다가 갑자기 넘어간다.

이 이야기를 왜 하냐 하면, 젊고 벌건 고열 환자가 갑자기 넘어간다는 것은 이미 왔어야 할 cytokine storm이 젊음의 힘으로 최대한 막히고 있었다가 어느 임계점을 넘는 순간 봇물 터지듯이 한꺼번에 확하고 대폭발한 것이 아닌가 하고 추정되기 때문이다.

억지로 소설을 써 본다면,

고열로 인하여 시상하부가 교감신경 톤을 낮춤으로써, 몸 전체의 혈관들이 잔뜩 이완 내지 확장되어 있다. 그래서 벌겋게 보인다. 이의 의미는, 혈관의 이완이란 사실 혈압 저하(쇼크)로 이어져야 하는데 젊음의 힘으로 질병과 팽팽하게 팔씨름 하듯이 간신히 버티는 것이다. 그러다가 다 지쳐서 어느 순간 넘어간다는 것.

그래서 나는 앞으로 이러한 류의 환자를 볼 때 정석에서 벗어난다는 비난을 감수하고 다음과 같이 대처하려고 한다.

- 비교적 젊은 환자들이 40도 내외의 고열에 시달리고 온 몸이 시뻘거면 제 아무리 패혈증 기준에 맞지 않더라도 패혈증에 준한 계엄령을 가동할 것이며

- 해열제를 과감하게 쓰겠다. 그렇게 함으로써 적어도 저하되어 있는 교감신경 톤이라도 다시 제 자리로 돌아 오도록 할 것이다(이건 원리 원칙에서 상당히 어긋나긴 하다).

  사실 경련이나 뇌전증(간질) 경력이나 위험이 있는 경우, 심장 쪽에 문제가 있는 경우, 그리고 임산부의 경우는 해열제를 줘서 열을 떨어뜨리라는 지침이 있긴 하다.

- 난 그 동안 당했던 나의 경험에서 비롯된 촉에 의해, 뭔가 불리한 상황이 괜히 예감된다면, 과감하게 스테로이드 펄스도 칠 거다. 역시 정석에서 벗어나는 짓이라고 욕을 먹는 한이 있더라도.

- 물론 항생제는 최고의 광범위 항생제로 융단 폭격을 하겠다. SOFA 점수 빵점이라 하더라도 패혈증으로 간주하고.

이상은 어디까지나 나의 주관적인 다짐이며, 학문적으로는 rationale 제로임을 거듭 강조한다.

하늘 아래 완전한 것은 없듯이,
최신 패혈증 기준인 sepsis-3도 많은 논란이 있고, 적어도 현재까지 100% 완전한 지침은 없다.
그래도 가장 잘 정리된 최신 기준은 철저히 준수하되, 각자의 촉 또한 무시하지는 말도록 하자는 게 내 생각이다.

음.. 사실 이런 생각은 그냥 내 머리 속에만 갈무리하려고 했었는데, 분명히 나처럼 역습을 당한 분들이 적지 않을 것이기에 내가 먼저 나의 마음의 준비를 용감하게 커밍 아웃 해 보았다.
막상 해 놓고 보니, 좀 무리수 같다만.

염증

THE INFLAMMATION

대단원의 막을 내리며

01. 염증 6하원칙

패혈증에 대하여 기술하다 보니, 자연스럽게 '염증'이라는 거대한 영역으로 들어오게 되었다.

옛날엔 체액설에 의거해서 패혈증을 피가 썩는 것으로 개념을 잡았었으나, 세균설(germ theory)가 확립되면서 세균이 해코지를 하는 것으로 개념을 갈아 엎었다. 그러다가 1991년에 로져 본을 비롯한 중환자 의학 전문가들이 세균은 원인을 제공했을 뿐이며, 인체가 이 원인에 대하여 심하게 반응한 것이 패혈증이라고 다시 한 번 개념에 혁명을 가져 온다.

어차피 세균의 존재가 진리로 굳혀진 이상, 패혈증은 그냥 직관적으로 봐도 세균의 행패라고 봐도 됐을텐데, 어떻게 인체의 반응이라는 개념까지 발전을 하게 되었을까?

이 모든 발전의 기반은 오랜 세월에 걸쳐 과학 지식들이 축적된 결과에서 나왔다.

그 기저에는 염증이라는 개념에 대한 깊은 이해가 있다.

패혈증이라는 것은 따지고 보면(특히 분자 수준의 병태 생리학으로 따지고 보면) 우리 몸 전체에 걸친 염증이라고 볼 수 있기 때문이다. 그래서 패혈증 용어 정의 첫 버전에서 패혈증을 전신 '염증' 반응 증후군(systemic inflammatory response syndrome, SIRS)의 틀로 묘사했던 것이다.

염증(炎症, inflammation)이란 무엇일까?

炎症

한자로 보면 '염'자는 불 '화'자 하나가 다른 불 '화'를 무등 태우고 있다. 같은 불이라도 최소한 곱빼기는 되니, 매우 큰 불이라 할 수 있다. 영어로도 inflammation의 어원은 라틴어 inflammatio에서 기원했는데, 이 역시 큰 불, 즉 대 화재를 의미한다.

동양이나 서양이나 염증은 몸에 큰 불처럼 뜨거운 것이 생긴 것으로 표현한다.

뜨겁고, 시뻘겋고, 붓고 하다 보면 결국 아프다.
그래서 기원전 로마의 Celsus는 염증을
Calor(열 나고) → Rubor(시뻘겋다가) → Tumor(붓고) → Dolar(돌라 아프다)
라고 기술하였으며,
이것이 염증의 고전적인 정의이다.
눈에 보이는 대로, 느낀 대로 기술한 것이지만 오늘날에도 간편하게 사용할 수 있는 훌륭한 관찰 결과라고 할 수 있다. 하지만 염증은 육안으로 보이는 것이 모든 게 아니며, 그 이면은 훨씬 복잡하게 돌아가는 사건들의 총합이다.

오늘날 염증의 정의는 6하원칙에 의거하여 꼼꼼하게 내린다.

*누가
혈관들이 분포하고 있는 조직이 일으킨다.
('혈관'이 필수 조건임을 절대 잊지 말아야 한다. 도로 시설이 안 되어 있으면 아무런 공급도 안 되고 아무 일도 안 일어나듯이, 혈관이라는 전제 조건이 없으면 아예 염증 자체가 시작될 수도 없다.)

*언제
이 조직들에게 무언가가 해를 끼칠 때. 예를 들어 감염이 되었거나 조직이 손상된 경우들.

*무엇을
우리 몸을 지켜주는 방위군들, 예컨대 백혈구나 항체, 보체 등에게 구원 요청을
해서

*어디서
그들이 주둔하고 있던 혈관 내 혈액 속에서 문제가 생긴 조직으로 끄집어 내어
동원해 와서

*어떻게, 왜?
해를 끼친 원인들을 제거하여 다시 행복해 지고자 한다.

문제는 행복한 시절로 되돌아가지 못 한다는 점이다.

전쟁, 정확히는 전방에서의 싸움이 아니고 시가전으로 변한 전투로 적을 섬멸하
더라도, 그 와중에 인가가 파괴되고 무고한 백성들 중에서도 사상자들이 생기는
등의 피해가 발생하기 때문이다. 게다가 한 번 피 맛을 본 방위군들이 적과 자기
편을 구분 안 하기 시작한다면?

요약하자면 염증이란 혈관이 공급되는 인체 조직에서 방어를 위해, 혈관 안에
있는 군사 조직을 끌어와서 초래된 모든 나쁜 결과를 의미한다.
앞서 패혈증에서도 언급했지만, 이 모든 사단의 배후이자 중심은 혈관인 것이다.

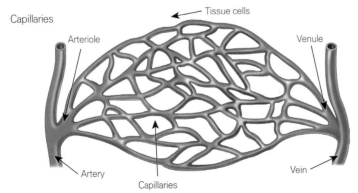

출처: Wikimedia free image

염증에서 해를 가져오는 존재들인 백혈구, 항체, 보체 등은 원래는 혈관 안에서 혈액을 타고 잘 살고 있는 것들이다. 평화 시에 혈관을 떠나지 않는 이유는 조직에 와서 실력을 발휘하면 정상 조직조차 상하니까 그렇다. 물론 이들 중 일부, 예컨대 대식세포(macrophage)나 수지상 세포(dendritic cell) 등은 조직에 잔류해서 척후병 역할을 하며, 해로운 것들이 포착되면 이를 체포해서 백혈구나 항체 등에 넘기는 임무를 수행하고 있다. 그러나 거의 모두는 혈관 내에 격리되어 있다.

격리라...
같은 단어이지만 이 경우의 '격리'는 'isolation'이 아니고 'sequestration'이라는 단어를 써야 한다.
Sequestration 혹은 sequester는 의학 이외의 분야에서는 격리나 추방, 압류 등의 부정적인 의미로 쓰인다.
그러나 염증의 분야에서는 정상 조직과 격리되어 있으되, 혈관 내에서 할 짓 다 하며 지내다가 위기 상황이 되면 혈관을 벗어나 달려간다는, 다시 말해서 언제라도 활동 무대를 이동할 수 있다는 의미를 가지고 있다. 반면에, Isolation 또는 isolate라는 단어를 쓰면 혈관을 영원히 못 벗어난다는 뉘앙스가 된다.

원천적으로 염증이란 우리 몸에 해를 입히겠다는 의도로 시작된 것이 아니며, 실제로는 우리 몸을 지키고 살아남겠다는 정당 방위를 하다가 본의 아니게 우리 몸에 해를 끼친 것이다. 패혈증 또한 마찬가지 개념인 이유도 패혈증 자체가 크게 봐서 염증이기 때문이다.
염증이나 패혈증이나 처음엔 선의로 시작했다가 가해로 끝나는, 참으로 역설적인 상황인 셈이다.
결국 이것이 패혈증 개념의 모태가 된다.

Calor → Rubor → Tumor → Dolar라는 고전 개념은 훗날 Functio laesa(탈 나서 기능 상실)라는 것까지 추가되어 5대 특징으로 완성된다. 이 다섯 번째 요소는 Galen이 먼저 추가하기도 했지만, 19세기에 등장한 병리학의 아버지이자 거물인 Rudolf Virchow가 확립한 개념이기도 하다.
기왕 언급된 김에 Virchow 얘기를 안 할 수가 없다.

Rodolf Ludwig Carl Virchow (1821-1902)는 병리학의 아버지이다.

발음이 좀 까다로운데, 발음 기호를 보면 독일어 특유의 ch 발음이 필요하다.

내 나름의 요령은 입 모양을 '퓌어코우'로 만들면서 발음하되, '코'에서 '흐'를 동시에 터뜨린다.

즉, 퓌어 '크ㅎ오우' 처럼.

그런데 내 학창시절 병리학 교실의 故 김영제 교수님은 비르효라고 발음하시고 '비르효의 사상과 생애'라는 책까지 내셨다.

이 '비르효' 쪽이 훨씬 발음하기 쉽고 표기하기도 쉬워서 지금부터는 편의상 '비르효'라고 하겠다.

이 분은 병리학의 아버지 정도가 아니라 어쩌면 현대 의학의 아버지뻘이라 해도 과언이 아니다.

오늘날 쓰이는 거의 모든 의학 용어들, 특히 질환 명들을 만들었으며, 질환 각자들에 대하여 정확하게 서술하였다.

또한 부검을 처음으로 체계화 하였다. 육안으로 보이는 소견(gross)뿐 아니라 현미경으로 관찰되는(micro) 소견까지 제대로 정리하였다. 이렇게 정리한 업적들이 오늘날 각종 질병들에 접근하는 데 있어서 탄탄한 기반이 되어 주었다.

하하.. 비르효 얘기를 하다 보니 학창 시절 가장 공포스러웠던 병리학 실습시험 (일명 땡시험)의 추억이 떠오른다.

50개 정도의 질병 검체들을 놓고 한 문제당 30~60초 정도에 정답을 써야 하며, 다음 문제로 넘어갈 때 '땡!'하고 종을 쳐서 '땡 시험'이었다. '땡!' 소리 한 번 울릴 때마다 내 심장도 파르르 하며 떨리던 기억이 아직도 남아 있다.

내 모교는 매년 본과 2학년 때 유급을 가장 많이 하는데 바로 이 병리학 땡 시험에서 상당 수가 걸리곤 했다.

다시 비르효 얘기로 돌아와서..

그는 적극적이고 활발한 성격으로 학문뿐 아니라 정치 활동도 열심히 했다고 한다. 그 당시 독일에서 그의 정적은 다름아닌 '철혈재상' 비스마르크였다.

비르효 못지 않게 역시 한 성격하는 비스마르크와 자주 충돌하더니 급기야 1865년에 결투를 벌이게 된다.

그런데 비스마르크는 결투의 달인으로, 수없이 많은 정적들을 결투를 통해 작살을 낸 것으로 악명이 높았다.

물론 결투를 먼저 신청한 이도 비스마르크였는데, 그는 가진 자의 여유로 비르효에게 무기 선택권을 준다.

'기껏해야 권총 내지 검이겠지'하고 킥킥대며 결투장에 나온 비스마르크.

그런데 비르효는 엉뚱한 물건을 무기로 갖고 나온다.

다름 아닌 소시지를 들고 온 것이다.

비르효는 "어차피 무공으로 내가 너를 이기는 건 불가능. 그래서 종목을 소시지로 바꿔 봤다. 하나는 정상 소시지, 나머지 하나가 내 연구 주제 중 하나였던 기생충인 선모충 유충(Trichinella larvae)이 들어 있는 소시지다. 비스마르크 당신이 하나를 선택해서 잡쉬라. 그것이 정상이면 당신이 이기는 것이고, 선모충이면 내가 이기는 것이다."라고 결투 규칙(?)을 설명했다.

이에 비스마르크는 고민을 한참 한다.

그리고 한 마디 "에라.. 내가 졌다!"

이것이 그 유명한 비르효 vs 비스마르크의 소시지 결투이다.

어떤 매체에서는 비르효가 독이 있는 소시지와 독이 없는 소시지로 결투를 진행

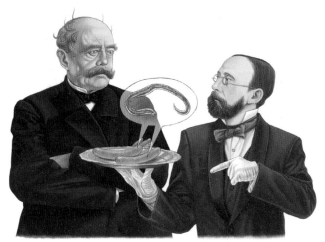

Bismarck vs Virchow

했다고 하는데, 그건 잘못 알려진 이야기다.

학문 얘기로 돌아와서, 비르효의 위대함은 병리를 논하는 데 있어서 그 동안의 주류였던 체액설을 끝장내고 세포 수준에서 염증을 논했다는 데 있다. 의학사에 있어서 또 하나의 패러다임 격변을 몰고온 것. 그로 인하여 의학의 과학성이 더 더욱 강화된 셈이다.

아이러니한 사실은,

진화론을 극렬히 반대했으며, 특히 세균설(germ theory)까지 반대했다는 것이다.

자기 분야인 병리학에 몰입되어 있었던 탓인지 감염 질환은 세포 자체가 이상이 생긴 결과일 뿐이며 거기서 발견되는 병원체들은 질환을 일으킨 것이 아니고 그냥 거기 있을 뿐이라고 주장하였다. 그는 살아 생전 끝까지 고집을 꺾지 않았다. 그 분이 돌아가신 1902년 이후 20여 년 동안 각종 세균들이 발견되며 세균설이 확립되었으니, 혹시 조금만 더 사셨으면 과학자답게 세균설을 받아들이시지 않았을까.

어쨌든 그가 마련해 준 터에서 우리는 염증에 대하여 이제부터 찬찬히 짚어 보기로 하겠다.

03. 염증의 시작-선의가 모든 것을 정당화 하지 않는다

앞서 언급했듯이 염증은 기본적으로는 우리 몸을 지키기 위한 선의에서 시작되는 과정이다.

그러나 과유불급으로 우리 몸에 손상을 입히는 것으로 귀결된다.

또한 언급했듯이 염증은 혈관이 개입해서 이루어진다.

그렇다면 염증은 어떤 과정들을 거치는지 차근차근 짚어보도록 하자.

사실 이 과정은 앞서 다룬 패혈증에서 다룬 바 있다.

패혈증 자체가 염증의 기전과 다를 바 없기 때문이다.

*먼저, 인지해야 한다.

염증을 유발할 수 있는 원인 제공 물질, 예를 들어 병원체가 대표적이라 할 수 있다. 이것들은 범죄형으로 생긴 고약한 인상을 가지고 있으며 이를 PAMP라고 이미 기술했던 것을 잊지 않았기를. 평소에 우리 몸을 순찰하던 자경단인 대식 세포나 수지상 세포들이 이 고약한 범죄형 인상을 한 놈들이 마음에 안 들어서 체포를 한다. 체포를 하기 위해 사용하는 수갑이 바로 Toll-like receptor (TLR) 이다.

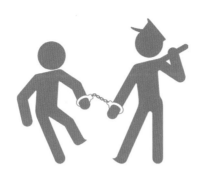

이 과정을 통하여 그 다음 절차를 진행하는데, interferon 같은 항 바이러스 물질을 내거나 cytokine 등을 분비해서 향후 자경단이 만날 림프구들을 활성화시킨다. 그리고 또 하나 중요한 것이 염증을 유발하는 매개체인데, 대표적인 예로 histamine이나 arachidonic acid 대사물들 등을 매개로 하여 혈관(!)이 헤벌어지게 만든다(vasodilation; 이 결과의 의미는 이어지는 내용에서 곧 다루겠음).

외부의 침입자뿐 아니라, 조직의 붕괴로 기어 나오는 불순 분자들도 고약한 인상을 하고 있으며, 이를 DAMP라 부른다고 했었다. 잊지 않았지요? 이들 물질들도 PAMP와 다를 바 없는 과정으로서 체포되고, 대동소이한 과정을 거쳐서 염증으로 간다.

한편, 혈액 내를 돌아다니는 물질들(단백질 성분들) 중에서도 인지하고 염증으로 몰고 가는 것들이 있는데, 세균 표면의 당을 인지하는 mannose binding protein (MBP), 보체(complement system) 등이 그런 역할을 한다.

이들 모두가 합심해서 한 방향을 향해 가기 시작한다. 바로 혈관의 관여를 통한 염증으로 가는 것이다.

*혈관이 이완되는 것(vasodilation)의 의미

혈관이 이완된다는 것은 크게 두 가지 의미를 가진다.

하나는, 사단이 일어난 곳에 교통량(혈류)를 잔뜩 늘림으로써 재난 처리반이 올 수 있는 여건을 조성한다는 것.

나머지 하나는, 재난 처리를 할 처리반(백혈구)과 각종 물질들이 혈관 밖에 있는 사고 지점으로 이동하게끔 한다는 것.

사실 이 두 번째 의미가 염증에 있어서 핵심이자 중요한 요소이다.

이런 식으로 혈관을 벗어난 각종 단백질들과 백혈구들의 혼합물을 exudate(삼출액)이라 한다. 이 혼합물에 백혈구가 유난히 잔뜩 있는 것이 바로 고름(pus)이다.

이 과정을 조금 더 자세히 들여다 보자면, 핏 속의 단백질 성분들이 백혈구보다 먼저 쏙 빠진다. 그렇게 되면 혈류가 끈적거리면서 느려지게 되며, 적혈구가 평소보다 바글바글 대며 잔뜩 모인다. 만원 지하철처럼 복작거리다 보니 크기가 작은 모세혈관의 경우는 금방 충혈이 돼서 벌겋게 보인다. 그리고 적혈구 뿐 아니라 그 주위에 같이 놀고 있던 백혈구들도 영향을 받는다. 그런데 적혈구가 백혈구보다 덩치가 작아서 더 빠르기 때문에 혈관의 혈류 중에서도 주로 중앙 영역을 차지하면서 흐른다. 반면에 백혈구는 얼떨결에 혈관 벽 쪽으로 잔뜩 밀려서 흐르게 된다. 이후 백혈구들의 동선에 대해서는 조금 있다가 다시 자세히 기술하도록 하겠다.

한편, 이러한 소동 중에 혈관 벽을 구성하던 혈관 내피 세포들이 흥분을 하면서 cytokine을 비롯한 각종 물질을 분비하게 된다. 또한 혈관 이완되는 와중에 내피 세포들이 쪼그라들면서, 이전까지 촘촘하게 손에 손을 잡고 있던 결속이 해이해지면서 세포들 사이마다 틈바구니가 생긴다. 쪼그라드는 와중에 내피 세포들 상당수는 심한 손상을 받게 되는 것도 이러한 틈바구니 형성에 기여한다.

이렇게 생긴 틈바구니들이 바로 혈액 내 단백질뿐 아니라, 궁극적으로는 백혈구들이 혈관 밖으로 빠져나가는 통로가 된다.

그런데, 사고가 일어났다는 소식이 알려져서(chemotaxis), 벌어진 혈관 틈을 비집고 백혈구가 사고 현장으로 접근하는 것은 그리 녹록하지 않은 과정이다. 다시금 상기하건대, 피가 흐르는 속도는 상상을 초월하게 빠르다(대동맥 초당 40 cm; 대정맥 초당 15 cm, 모세혈관 초당 0.03 cm. 패혈증 기전에서 이미 언급한 바 있다. 잊지 않았지요?).

실제로는 광속으로 휙휙 지나가는 백혈구들. 무슨 수단을 동원해서라도 구원 요청을 인지하게끔 해야 한다.

그러기 위해서는 일단 바쁘게 지나가는 백혈구를 잡아야지.

그렇다면 어떻게 해야 할까?

어떻게 잡긴.

쉬익 지나가는 백혈구의 발목을 "잠깐만요" 하면서 딴지를 걸어야지.

정답은 과속방지턱이다. 여기선 '가변형' 과속방지턱인 셈이다.

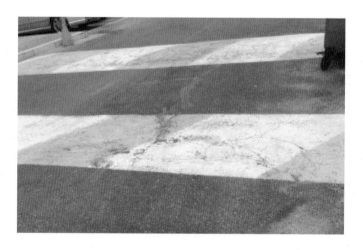

(제가 사는 아파트 단지 옥외 주차장에서 촬영한 과속방지턱입니다. 지금 보니 많이 낡았군요.)

'백혈구, 당신을 선택(select)했어요'하는 듯이 내피세포에서 과속방지턱이 스
윽 하고 고개를 내민다.

이를 selectin이라 한다.

**사실 이건 외우기 좋으라고 말 장난 한 것이고, 진실은 이렇다.

표면(Surface)에 발현된 렉틴(N-terminal lectin-like domain)에서 유래된 이름이다.

내피 세포(Endothelium)에서 삐죽 내미는 것이 E-selectin이다.

혈소판(Platelet)에서 내미는 것이 P-selectin인데, 사실은 내피세포도 이를 내민다.

그리고 백혈구(Leukocyte)도 내밀면서 응해 주는데, 그것이 L-selectin이다.

이 selectin은 잡는 힘이 그리 강하진 않아서, 백혈구를 "수일씨!" 하며 약하게 잡을 뿐이다(tethering).

일단 한 번 잡힌 백혈구는 자기를 휘감고 지나가는 혈류의 힘을 입어 "놔라!"하며 이를 뿌리치지만, 한 번 딱지 걸린 상황이라 이후부터는 비틀대면서 전진하기 시작한다. 그리고 또 잡히고..

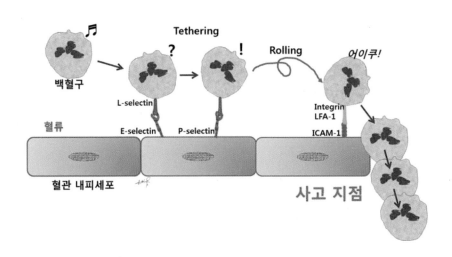

그 결과는?

떼굴떼굴 구른다(rolling adhesion).

그러다가, 내피 세포는 "그렇다면?" 하며 selectin에 이은 두 번째 카드로 cyto-kine 의 부추김을 받아 찐득거리는 강력 접착제를 꺼내 든다.

바로 부착분자(adhesion molecule)인데, 대표적인 것이 ICAM-1 (intercellu-lar adhesion molecule-1)과 VCAM-1 (vascular cell adhesion molecule-1) 이다. 백혈구는 이에 대하여 융합(integration)해 주겠다며 integrin 을 내서 부응해 주는데, ICAM-1에는 LFA-1 (leukocyte function associated anti-gen-1)이, VCAM-1 는 VLA-4 (very late antigen-4)가 상대해 준다.

이렇게 해서 백혈구는 내피 세포에 진득하게 달라 붙게 되는데, 바로 그 지점이 염증 유발의 원인이 시작된 사고지점이다. 이렇게 달라 붙어 있던 백혈구는 내부 체질이 변하여 힘 세게 꿈틀거릴 수 있는 근육(cytoskeleton, 혹은 actin)을 함양해서 혈관을 빠져 나갈 수 있는 능력을 가진다. 그리하여 드디어 혈관을 벗어난다(diapedesis).

이렇게 벗어나는 데에는 지금까지 설명한 요소들 뿐 아니라, 중요한 원동력으로 작용하는 기전이 하나 더 있다.

그것이 바로 화학주성(chemotaxis)로, 세균이 내는 물질이나 cytokine, 보체 (C5a), arachidonic acid 대사물질인 leukotrien B4 등이 백혈구를 끌어당기는 것이다.

이렇게 해서 백혈구들은 사고지점에 떼를 지어 모여든다.

그리고 무슨 일을 할까?

05. 백혈구는 적과 아군 모두에게 자비가 없다

자, 이렇게 천신만고 끝에 혈관을 벗어나 사고 지점에 집결했으니, 무언가를 해야지.

그래서 그 지점에 있는 병원체를 비롯한 각종 침입자들(조직 손상으로 양지에 나온 내부의 배신자들까지 포함)을 잡아 먹기 시작한다.

이게 바로 식균작용 혹은 식세포 활동(phagocytosis)이다.

식균 작용을 하는 최종 목적은 꿀꺽 삼킨 후에 뱃 속(세포 내부)에서 죽이기 위함이다.

*삼킨 적을 이렇게 죽인다.

백혈구는 크게 다음 물질들을 사용하여, 삼켜 놓은 적들을 죽인다:

활성산소(Reactive oxygen species, ROS),

산화질소(nitric oxide, NO),

리소좀 효소(lysosomal enzyme)

– ROS

Phagosome에 적을 가두어 놓은 후에는 산소를 재료로 사용하여 무기를 만든다. 그것이 바로 ROS 이다.

산소를 가져오면 phagosome 막에 갖다 놓은 oxidase가 작용하여 superoxide $(O_2^{\cdot-})$가 만들어진다. 이는 가만 있지 못하고 곧장 과산화수소(H_2O_2)로 전환된다.

과산화수소도 꽤 괜찮은 무기이지만, 사형 집행에는 그리 강력하지는 못하다.

그래서 강력한 무기로 탈바꿈시켜야 하는데, 크게 두 가지 경로를 통해 강화한다.

하나는 myeloperoxidase에 의하여 chloride (Cl^-)를 공급함으로써

과산화 수소가 hypochlorite (OCl^-)로 바뀐다.

Hypochlorite가 무엇인가? 바로 가정에서 흔히 쓰이는 락스다.

이 락스는 이렇게 우리 몸에서도 자체 생산이 되는 것이다.

나머지 하나는 철분이 개입하는 경로이다. 소위 말하는 Fenton's reaction 되시겠다.

2가 철분이 과산화수소와 반응하면 3가 철분으로 바뀌면서 hydroxyl radical ($OH^{\cdot}$)를 생성해 낸다.

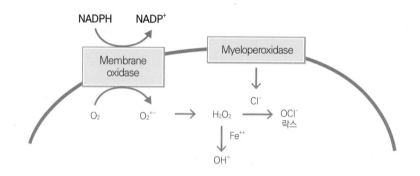

이렇게 만들어진 락스와 hydroxyl radical이 강력한 살균제로서 작용하는 것이다.

어휴~~!

그런데 이 무시무시한 물질들이 phagosome 안에서만 얌전히 작용하지 않고, 세포 밖으로 새어 나온다고 생각해 보라.

끔찍하지 않은가? 뒤에 가서 언급하겠지만, 그것이 바로 염증이다.

- NO

Arginine을 재료로 해서 nitric oxide synthase (NOS)로 만드는 것이 nitric oxide (NO)다.

이는 앞서 나온 superoxide와 반응해서 peroxinitrite (ONOO˙)라는 또 다른 과격한 radical을 생성해 낸다. 이 물질도 무시무시해서 단백질이고, 지질이고, 핵산이고 할 것 없이 다 파괴한다.

이것도 세포 밖으로 새어 나온다고 상상해 보라. 끔찍하다.

- Lysosomal enzyme

무엇이건 녹여버리는 각종 효소들의 성찬들로 구성된 소포들이 phagosome 과 융합하여 세균 등을 파괴한다.

이 일련의 작업들은 위험한 물질들을 무기로 사용하기 때문에, 인체가 다치지 않기 위해 폐쇄된 '진실의 방'에 적을 가두어 놓고 학살을 수행한다.

이 학살이 실행되는 '진실의 방'이 바로 식포(phagosome)이다.

그러나 이 원칙이 항상 지켜지는 것이 아니라는 게 문제다.

*그런데, 아군 조직도 공격한다. 그래서 염증

이제까지 설명한 무기들은 오로지 적을 섬멸하는 데에만 쓰이면 좋겠지만, 현실은 그렇지 못하다.

백혈구는 피아를 식별하지 못하며, 섬멸 과정에서 주변의 조직도 같이 파괴를 한다. 특히 한 번에 죽이지 못하는 경우 지긋지긋한 장기전으로 들어가게 된다. 밤이 길면 꿈도 많다고, 오랜 기간 동안 적과 대치 상태를 지속하다 보면 무슨 일이건 일어날 수 있는 법이다.

특히 이 섬멸 작업을 필요 이상으로 과도하게 하면 더더욱 정상 조직 파괴를 할 확률이 증가한다.

이러한 결과들이 모여서 바로 염증이 된다.

이런 원리로 보면, 앞서 설명한 패혈증도 침입자만의 탓이 아니라 인체가 과도하게 반응한 결과라는 것이 충분히 이해될 것이다.

여기까지 염증에 관하여 세포 수준에서 살펴 보았다.

사실 염증은 세포뿐 아니라, 이 세포들이 행동하게끔 조장하는 화학 물질들 (cytokine, arachidonic acid 대사물인 prostaglandin이나 leukotrien, 또는 histamine 등)의 비중도 큰데, 간략히 짚고 지나갔다.

이에 대해서는 이어지는 내용들에서 그때 그때 보완할 것이다.

이제부터는 이를 기본 내공으로 삼아, 실제 임상에서 겪게 되는 각종 감염 질환들에 대하여 짚어 보기로 하겠다.

지금까지 기술한 염증의 과정들(침입자를 인지하고, 혈관 확장되고, 백혈구 등이 새어 나오고, 무고한 백성들이 다치는 등의 과정들)은 감염에 의한 그 어떤 염증 질환들, 그 어떤 장기를 막론하고 몇몇 세부 사항들만 제외하고는 원론적으로 모두 동일하다고 보면 된다. 하긴, 그러니까 총론이고, 그러니까 원리이다.

06. 수막 -엄한 엄마와 순한 엄마 그리고 거미

이제부터 감염으로 인한 각종 염증 질환들 중에서 수막염을 먼저 다루기로 하겠다.

뭐, 특별한 이유는 없고,

머리 쪽부터 짚어보는 게 순서라는 생각에서다.

그리고 또 한 가지 이유는, 수막염이 전개되는 양상이 세포 및 분자 수준에서 패혈증과 가장 흡사해서다.

차이가 있다면 패혈증은 온 몸 전체에서 발생하는 염증이고, 수막염은 뇌 안을 무대로 국한해서 진행되는 염증, 즉 패혈증의 축소판이라고나 할까.

수막염과 병인론을 이해하기 위해서는 먼저 수막에 대하여 숙지해야 한다.

수막은 영어로 meninges라 한다. 그리스어에서 유래했고 영어로 membrane, 즉 막(膜)이라는 뜻이다.

수막(뇌수막)은 이름 그대로 뇌를 싸고 있음으로써 뇌를 보호하는 역할을 한다.

수막은 크게 세 가지로 분류된다.

가장 바깥 쪽에 두개골과 인접한 Dura mater(경막, 경뇌막),

그 다음을 싸는 막인 arachnoid membrane(거미막, 지주막),

그리고 그 밑에 있으면서 뇌를 직접 싸고 있는 pia mater(연막, 연뇌막).

여기서 철자 맞춤법 문제를 하나 짚고 넘어가자.

경막의 영어 철자를 써 보라고 하면, 열에 아홉은 dura matter라고 쓴다.

아마도 뇌를 싸는 물질(matter)이라는 짐작에서 기인할 것이다.

그런데, 실제로는 matter가 아니고 mater 다.

여기서 mater는 라틴어로 mother, 즉 엄마라는 뜻이다.

뇌 구조를 논하는데 뜬금없이 왜 '엄마'가 나온 것일까?

우선 dura mater를 중심으로 따져 보자.

Dura는 라틴어로 단단하다(경, 硬)는 뜻이다.

단단하므로 잘 견딘다. 인내를 뜻하는 영어 endurance의 어원이 바로 이것이다.

오래 가는 건전지로 선전하는 제품인 DuraCell의 어원도 여기에서 기원한다.

그렇다면 dura mater는 tough mother라는 뜻이 된다.

반면에 pia mater의 경우, pia는 부드럽다(연, 軟)하다는 뜻이다.

영어로 하면 tender mother, 즉 자애로운 엄마라는 뜻이 된다.

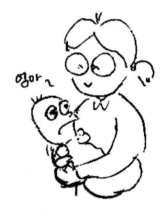

왜 이런 식으로 표현하느냐 하면, 이 용어가 아랍권에서 왔기 때문이다.

아시다시피 중세까지 과학 지식의 수준은 아랍이 유럽을 능가하고 있었다.

오늘날에도 쓰이는 용어들, 예를 들어 alcohol (알콜), alchemy(연금술), algebra(대수학, 산수) 등의 접두사인 al- 이 바로 아랍식 표기이다.

당시 유럽은 아랍의 과학 지식들을 번역해서 베끼는 데 급급했다.

해부 계통도 예외는 아니어서, 이미 아랍권에서 확립해 놓은 중추 신경계 해부 용어들을 라틴어로 번역해서 사용하였다.

그런데, 아랍 문화에서는 같은 공간에 본질적으로는 유사하되 모양이 다른 사물들이 나란히 있을 경우, 거기에다가 '아빠'라던가 '엄마'라는 단위를 붙여서 호칭하던 관습이 있었다. 그래서 머리를 까서 나오는 막들에게도 엄마 1호, 엄마 2호 하는 식으로 별명을 붙였던 것이다. 맨 바깥에서 보이며 두툼한 막을 '질긴 엄마(tough mother = dura mater)'로, 뇌에 바싹 붙은 얇고 연한 막을 '다정한 엄마(tender mother = pia mater)'라 명명했다. 문제는 이를 라틴어로 번역하는 과정에서 의역을 안 하고, 요령 없게도 고지식하게 직역을 하는 바람에 오늘날의 용어로 굳어진 것이다.

Dura mater는 일명 pachymenix라고도 한다. Pachy-는 두껍다는 뜻이다. 그러므로 두꺼울 후(厚)를 써서 후막(厚膜)이 바로 경막의 또 다른 명칭이다. 이는 두개골의 내면에 붙어 있는 외막과, 뇌 쪽에서 둘러 싸고 있는 내막의 이중 막으로 구성되어 있다.

특히 venous sinus를 품고 있으며, 뇌의 좌우, 전두엽, 후두엽 등등을 구분 짓는 커튼으로서 경계 막을 치고 있다.

신기할 정도로 뇌와 외모가 닮은 호두를 까 보면 알 것이다.

예를 들어 호두 속의 좌우를 나누는 질긴 막.

그것이 인체 뇌의 구조에서 falx cerebri(겸상막, 낫 모양이라서 붙은 명칭)에 해당하며 dura mater이기도 하다.

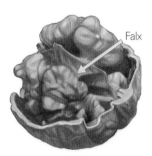

Falx

그 아래가 거미막 혹은 지주막(arachnoid membrane)이다.

Arach-는 거미라는 뜻이다. 바로 아래에 있는 pia mater와 마치 거미줄 같은 섬유기둥(trabecule)들로 이어져 있는 데서 붙은 명칭이다.

거미막은 그 자체보다는 이 막이 pia mater에 앞서서 이루는 광대한 공간 때문에 중요하다. 이를 지주막하공간(subarachnoid space)이라 한다. 이 공간에 바로 뇌척수액(cerebrospinal fluid, CSF)가 순환하고 있다.

물이 흐르는 곳이니 당연히 혈관도 풍부할 수밖에.

혈관이 풍부하면 뭐다?

염증(!)이 일어날 수 있는 소지를 갖고 있는 곳이라는 뜻이다.

그래서 이 곳은 앞으로 다루게 될 뇌수막염의 주 무대가 될 것이다.

이 arachnoid와 pia mater를 합쳐서 leptomeninges라 한다. 접두어인 lepto는 thin, 즉 가늘다는 뜻이다.

앞서 언급한 dura mater = pachymeninx와 대조된다.

수막에 이어 또 하나 숙지해야 할 것은 장벽(barrier)이다.

병원체의 침입과 염증에 있어서 또 다른 주 무대가 되는 곳이기 때문이다.

이에 해당하는 혈액-뇌 관문(Blood-brain barrier, BBB)에 대하여 알아보기로 하자.

07. 3중 잠금 장치인 BBB (Blood-Brain Barrer 혈액-뇌 관문)

혈액-뇌 관문, Blood-brain barrier (BBB)는 문자 그대로 혈액과 뇌 사이에 가로 놓인 장벽을 말한다.

뇌는 우리 신체에서도 극진히 보호 받아야 할 곳이기 때문에, 혈류로부터 아무 물질이나 마구 받을 수는 없다.

그래서 가려 받는 역할을 이 BBB가 수행한다.

BBB는 Salvarsan 606으로 항생제의 문을 열어 젖힌 Paul Ehrlich가 가장 먼저 그 존재를 발견했다.

그는 훗날 항생제 원리의 원초적 기반이 되는 아닐린 염료를 동물에게 투여해서 몸 곳곳에 고르게 잘 가는지를 살펴 보았는데, 딱 한 군데만 착색이 안 된 것을 발견했다. 다름 아닌 뇌였다. 그래서 그는 뇌만 예외적으로 착색이 안 되는 것으로 결론을 내렸는데, 반은 맞고 반은 틀린 셈이었다. 그의 해석은 염료가 뇌에는 안 통한다는 것이었다. 그러나, 나중에 후학이 후속 실험을 하였는데, 염료를 뇌에 직접 투여한 결과 착색이 되더라는 것. 따라서 원래 뇌 세포도 착색이 가능하지만 '무엇인가'가 이를 도중에 막고 있다고 추론하게 된다.

결국 레반도프스키(Lewandowsky - 폴란드 축구 선수가 아니다..)에 의하여 BBB 개념이 처음 제시되었고, 이어지는 연구 성과들이 축적되어 BBB에 대한 지식이 확립된다.

BBB 는 3중 잠금 장치로 구성되어 있다.

제 1차 잠금 장치는 혈관 내피(endothelium)이다.
우리 몸의 혈관 내피는 혈류 공급뿐 아니라 각종 물질의 교환 장소이기도 해서,
내피 세포끼리 접점을 가지는 곳에 물질이 드나들 구멍(pore)이 있다. 그러나,
뇌에 있는 혈관 내피는 이와 달라서, 구멍은커녕 물샐 틈이 없이 탄탄하게 틀어
막고 있다(tight junction).

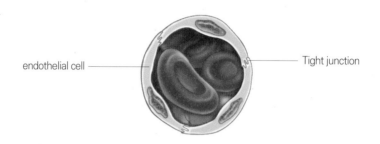

endothelial cell ──────── Tight junction

제 2차 잠금 장치는 이 혈관 내피를 바싹 둘러싸고 끌어 안고 있는 혈관 주위 세포
(pericyte) 이다.
가뜩이나 tight junction 으로 문 단속을 해 놓은 곳에다 이중으로 잠금 장치를
한 셈이다.

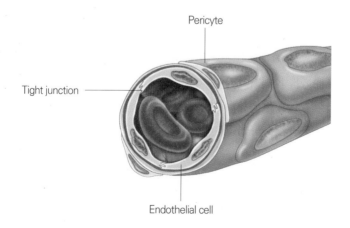

Pericyte

Tight junction ──────

Endothelial cell

마지막으로 제 3차 잠금 장치는 이 구조 인접해서 위치한 astrocytes(성상세포, 별아교세포)가 만든다. 이 astrocyte가 발을 long 다리로 죽 뻗어서 기존의 이중 잠금 장치에 발바닥을 바싹 붙여서 누르며, 이들이 서너 개가 모여서 역시 빈틈 없게 둘러싼다(foot process of astrocyte).

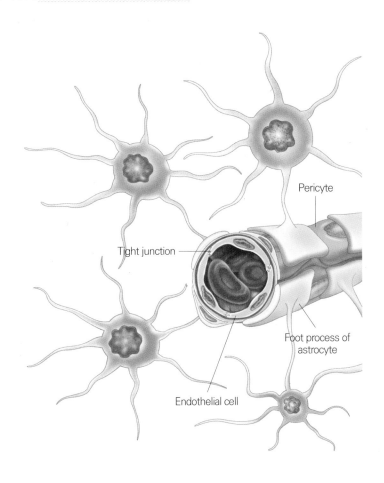

Pericyte

Tight junction

Foot process of astrocyte

Endothelial cell

이렇게 평소에 3중 잠금 장치를 해 놓고 있으면서, 뇌에 이로운 물질만 선택적으로 선별해서 받는 관문이 되는 것이다.

이는 뒤집어서 말하자면, 결국 수막염이란 이 잠금 장치들이 파괴되거나 헐거워진 상황들인 셈이다.

이에 대해서는 이어지는 병리 기전에서 다시 다루도록 하겠다.

또 하나 주목할 것으로 choroid plexus(맥락막 망)이 있다.

외모 면에서 태아 감싸는 융모막(chorion)을 닮았다고 해서 choroid(혹은 chorioid)이고,

망상 조직이라 해서 plexus이다.

어디에 있느냐 하면 뇌실(ventricles) 안에 위치한다. 좀 더 자세히 말하자면, lateral ventricle의 inferior horn, the third ventricle, the fourth ventricle에 있다.

뇌실과 척수 중심강을 이루는 ependymal cell(뇌질피막, 수강상피)로 구성되어 있다.

여기서 뇌척수액이 생성된다.

이 구조물의 중요성은 BBB에 준하는 역할로서, 혈액-뇌 척수액 관문, 즉 혈액에서 아무 물질이나 뇌 척수액으로 들어가지 못하게 가려 받도록 하며, 특히 백혈구가 혈액에서 뇌 조직으로 함부로 들어오지 못하도록 조율한다.

이게 잘 안 되는 게 뭐다?

당연히 염증이다.

자, 수막과 장벽에 대하여 숙지하였으면 수막염이 일어나는 장소에 대한 파악은 되었다.

여기에다 전에 익혔던 염증의 전개 과정 지식을 더하면 수막염이 어떤 과정들을 밟는지 이해하기가 용이해질 것이다.

이제부터 찬찬히 짚어 보기로 하겠다.

08. 수막염의 시작 - 일단 붙고 봐야 한다

세균이나 바이러스, 곰팡이균(진균) 등이 병을 일으키는 데 사용하는 인자를 병독성(virulence) 인자라고 한다.

병독성(病毒性)이라고 하면 독(毒) 자가 들어가므로, 이름 그대로 체내에 푸는 독을 연상한다.

따라서 우리는 virulence 인자는 인체 조직을 마구 파괴하는 그런 물질이라고 자연스럽게 생각한다.

그러나 이는 부분적으로만 맞다.

병원체가 우리 몸에 질환을 일으키려면 반드시 이룩해야 하는 필수 조건이 무엇일까?

아라비안 나이트에 있는 수많은 얘기들 중에 이런 일화가 있다.

어느 왕국의 왕자 셋이 모험을 떠났는데, 각자 아이템을 하나씩 얻어서 귀국한다.

첫째 왕자는 천리안 망원경을 갖고 왔다.

둘째 왕자는 날으는 양탄자를 갖고 왔다.

막내 왕자는 그 어떤 죽은 이도 살릴 수 있는 마법의 사과를 갖고 왔다.

셋이 모여 회포를 풀다가 첫째 왕자가 시범 차 천리안 망원경에 눈을 갖다대고 동서남북 이웃 나라 정황을 살핀다. 그런데, 아뿔사! 이웃 나라에서 미녀로 소문 난 공주가 중병에 걸려 사망 직전이다.

천리마로 달려도 며칠이 걸릴 거리.

그 때 둘째 왕자가 날으는 양탄자에 두 형제를 태우고 그 나라로 순식간에 날아 간다.

그러나 도착했을 때 공주는 이미 사망.

이에 막내 왕자가 마법의 사과를 먹여서(죽었는데 어떻게 먹였지?) 공주를 드라 마틱하게 살려낸다.

그러자 이웃 나라 왕이 형제들에게 감사해 하면서, 공주를 이들 중 한 명에게 시 집 보내겠다고 한다.

그래서 셋은 싸운다. 각자 자기 때문에 공주가 살아났다고.

고민 끝에 왕은 셋 중 하나를 선택한다. 기억이 가물가물해서 누굴 선택했는지 기억은 안 난다.

그러나 해답을 찾기 위해 그 방대한 아라비안 나이트를 다시 뒤적일 생각은 추 호도 없다.

하지만 나라면 둘째 왕자를 선택했을 것이다.

이쯤 말 했으면 눈치 채셨는가?

제 아무리 흉악한 맹독을 갖추고 있다고 해도, 우리 몸에 달라 붙지 못하면 아무 소용이 없다.

달라 붙도록 해 주는 인자야말로 가장 중요한 virulence 인자인 것이다.

다시 정리하자면,

Virulence를 이룩하려면 가장 먼저 인체 조직에 달라 붙는 것이 필수이고, 이어 지는 인체의 반격을 요리조리 교활하게 피하는 것(evasion)과 더불어 더 깊이 침투(invasion)하고, 최종적으로 맹독을 발휘하는 것까지 해서 완성이 된다.

그래서 모든 감염 질환은 병원체가 인체 조직에 성공적으로 정착하는 데서 시작이 된다.

그러면, 수막염은 병원체가 어디에 정착되면서 시작될까?
바로 점막이다.
특히 상부 호흡기, 다시 말해서 비인두(코와 목구멍) 점막이다.
비인두 점막은 낯선 이에게 결코 우호적이지 않다.
일단 점막을 이루는 세포들이 손에 손 잡고 물샐 틈 없는 철통 방어벽(tight junction)을 구축하고 있다. 그리고 Immunoglobulin A (IgA)를 비롯하여 세균 외피에 대한 항체, 각종 효소 등과 같은 화학물질과 더불어 점막 자체에 나 있는 털(섬모, cilia)들이 꿈틀대면서(움직이는 모양을 보면 에스컬레이터가 작동하는 것과 영락없이 똑같다) 물리적으로도 쫓아낸다.
병원체는 이런 모든 방어벽을 무력화 시키고 어떻게 해서든지 점막 상피에 달라붙음으로써 첫 번째 고비를 넘긴다. 결국 점막 상피를 돌파하여 혈관 속으로 침투하는 데 성공하여 다음 국면으로 접어든다.
여기서 침투란 무엇일까?
무슨 장벽이나 관문을 통과하는 것을 무조건 침투라고 하지 않는다.
침투란 '정상적인 세포 이외에는 있어선 안 되는 장소에 겁도 없이 무단으로 들어간 것'을 말한다.
여기서 병원체가 '있어선 안 되는 장소'로 대표적인 곳이 바로 혈관이다.

혈관, 즉 피바다 속에 들어간 병원체에겐 또 다른 고비가 기다리고 있다.
다름 아닌 우리 몸의 각종 면역 체제이다.
보체(complement)와 각종 항체들이 반갑게 반겨서 떡 칠 화장을 당하고 나면(opsonization) 백혈구 등에 의하여 체포되어 사형당하는(phagocytic killing) 운명을 밟는다.
그러나 병원체들도 그냥 당하진 않는다.
예를 들어 폐렴알균이나 수막알균은 capsule을 둘러 입고 있는데, 이것이 식균 작용에 앙칼지게 저항한다.
즉, 백혈구 등이 잘 잡아먹지 못한다.

왜?

미끄러우니까!

리스테리아(Listeria) 균 같은 경우는 식균 세포의 뱃 속으로 삼켜져도, 사형을 집행하는 phagosome에서 슬그머니 도망 나오는 교활한 면까지 보이면서 살아남는다. 결핵균과 더불어 최고의 '생존왕'이다.

어떤 수단을 쓰건 결국 살아남은 병원체들은 꿋꿋이 갈길을 계속 가면서 결국 수막에 도달하게 된다.

자, 이제 철통 마지노선인 BBB 와의 승부가 기다린다.

09. 견제 받지 않는 권력의 무서움

제목만 보면 무슨 정치 컬럼으로 오해 받기 딱 좋다만, 수막염 진행과정에서 CSF가 무법지대임을 비유한 것임.

여러 고비들을 넘긴 병원체는 마침내 BBB를 마주하게 된다.
삼중으로 잠금 장치를 하고 있는 BBB를 이들은 어떻게 통과하는 것일까?
사실 BBB를 통과하는 과정은 지금도 활발히 연구되고 있는 주제이다.
왜냐하면 병원체 모두에게 공통적인 BBB 공략법이 있는 것이 아니라, 병원체 종류마다 제각기 고유의 비법을 사용해서 BBB 통과에 성공하기 때문이다. 일단 공통적인 점을 굳이 들자면 병원체들은 어떻게 해서든지 BBB를 이루는 혈관 내피 세포에 달라 붙어야 하는 것을 들 수 있다(거듭 강조하지만, 이는 virulence에서 기본 중의 기본이다). 폐렴알균을 예로 들면, platelet-activating factor (PAF)를 관문 삼아 달라 붙으며, 손으로 붙잡기까지 한다(pilus-1). Hemophilus influenzae 같은 경우는 자신의 외막 단백질을 이런 용도로 사용한다. Group B Streptococcus는 adhesion molecule을 씀과 동시에 nitric oxide도 사용해서 BBB를 붕괴시키는 현란한 기량을 발휘한다. '생존왕' Listeria monocytogenes 는 selectin과 adhesion molecule을 내피 세포에 달라 붙는 데 사용한다. 달라 붙으면 결국 세포 안으로 들어가고, 그 안에서도 살아남으면서 돌파를 하게 된다.

거기에다가, 이들 병원체 때문에 동원된 백혈구(특히 호중구)가 내는 matrix metalloproteinase-9 (MMP-9)이 BBB를 녹여서 파괴해 버림으로써 상황을 더욱 악화시킨다. 또한 일부 병원체들은 백혈구에게 식균 당해 주었으나(?) 죽지 않고 버팀으로써 결과적으로는 백혈구를 마치 택시처럼 역이용하여 BBB 통과에 성공하기도 한다.

결국, 최종 결과는 BBB의 투과성(permeability) 증가 내지는 BBB의 결속력이 파괴된 양상으로 귀결된다.

어쨌든 BBB 돌파에 성공한 병원체는 드디어 뇌척수액(CSF)에 풍덩 빠져서 신나게 물놀이를 즐기게 된다.

CSF 입성, 정확히는 지주막 공간(subarachnoid space, SAS)에 입성한다는 것은 수막염의 병리 기전에서 중요한 시점이 된다.

왜냐하면 CSF에는 보체(complement)나 항체 등의 방어 수단들이 없기 때문이다. 따라서 병원체들을 식균하기 위한 필수 전처치인 opsonization부터 안되므로, 제 아무리 chemotaxis로 백혈구, 호중구들이 현장에 잔뜩 달려와도 아무런 의미가 없다.

한 마디로 견제 받지 않는 권력의 무서움을 제대로 보여주게 되는 것이다.

백혈구가 이 현장에 동원되어 오는 과정은 내피 세포와의 상호 작용을 통해서 이루어진다. 붙었다 떨어졌다 하면서 데굴데굴 구르다가 결국 달라 붙은 후, 좁은 틈으로 통과하여 들어오는 것. 이미 염증 총론에서 다루었기 때문에 낯설지 않을 것이다.

이상의 모든 과정들이 빚어내는 결과는?

SAS 의 염증이다.

그것도 견제를 받지 못하는.

그런데, 항생제를 투여해서 세균에게 반격하는 경우에도 역설적으로 염증이 더 악화된다.

항생제를 얻어 맞은 세균의 몸이 박살 나면서, 염증을 유발하는 내용물들이 적나라하게 나오기 때문이다.

여기서 중요한 사실은 invasion & evasion에서 맹활약한 capsular polysaccharide가 아니고 cell wall이 원인 제공 물질이라는 것이다.

치료 안 하면 염증이 악화될 것이 뻔한 반면에, 치료를 해도 나빠질 수 있다니 참으로 난감한 질환이다.

'어쩌라고?'

소위 말하는 항생제 파라독스가 바로 이것이다.

이는 세균성 수막염의 치료 원칙 수립에 있어서 매우 중요한 고려 사항이 된다.

치료에 대해 논할 때 다시 다루도록 하겠다.

왜냐하면 아직 수막염의 진행은 SAS의 염증으로만 끝나는 게 아니기 때문이다.

더 심각한 파국이 곧 이어진다.

지주막하 공간에서 염증이 대대적으로 일어나면, 뇌실질이 부어오른다(뇌부종). 그 결과로 뇌압이 상승한다.

수막염 환자들이 깨질듯이 머리가 아픈 이유이다.

뇌가 붓는 이유로는 다음 세 가지가 있다:

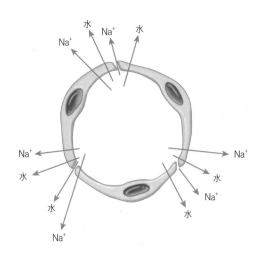

앞서 기술한 바와 같이 BBB 투과성 증가로 인해 혈관에서 진물이 새어 나와서 뇌가 붓는다(vasogenic).

또한 염증 소동 속에 얽히고 얽힌 호중구와 병원체가 내는 독성 인자로 인해 뇌세포 자체가 손상을 받는다(cytotoxic). 뇌 세포(astrocyte)가 손상을 받으면 주변의 sodium을 비롯한 이온 균형이 깨져서 소금과 물이 세포 안으로 잔뜩 들어온다.

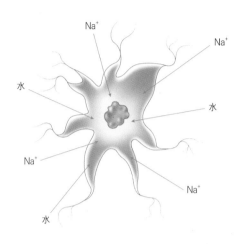

그 결과, 신경 세포는 그대로 불어 터져서 붓게 된다.

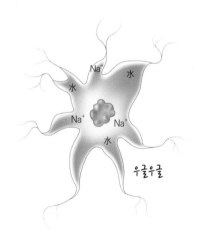

따라서 뇌 실질 내 sodium 과 물이 세포에게 다 빼앗겨서 고갈이 되므로, 자연스럽게 혈관에 있는 물과 sodium이 잔뜩 뇌 실질로 새어 나간다(결국 cytotoxic edema 도 vasogenic edema 의 수순을 밟는 셈). 그래서 뇌가 붓는 것이다.

마지막으로, 염증의 최종 산물로 끈적거리는 삼출물(exudate)로 떡칠이 되다 보면 뇌척수액 순환이 막히게 되어서 붓는다(interstitial).

보통 세 가지가 있다고 하면 이들 중 하나 정도가 원인이라는 걸 의미하지만, 불행하게도 수막염의 경우는 그딴 거 없다. 이들 세 가지 기전 '모두'가 다 작용해서 뇌가 붓는다.

항상 강조해 왔듯이, 염증은 결국 혈관의 질환이다. 수막염에서도 마찬가지여서, 뇌혈관은 혈관염의 양상을 띠게 된다. 혈관에 염증이 생긴다는 것은 곧 혈액이 응고되어 피떡이 생겨서 혈관을 막거나, 최소한 좁게 만든다는 것이다. 게다가, 앞서 기술한 뇌압 상승이 가세해서 엎친데 덮친 격이 되어, 뇌 혈류가 제대로 순환되지 못하는 뇌 허혈 내지는 뇌 경색이 동반된다. 그 결과 뇌가 국소적으로 저 산소증에 빠지고, 이에 따른 기능 부전이 나타난다. 심하면 이상 행동을 보이거나 의식이 저하되는 극단적인 상황까지 갈 수 있다.

여기서 짚고 넘어갈 점.

수막염은 엄밀히 말해서 수막(사실은 지주막하 공간이 주 장소)에 생기는 염증이지 뇌 실질은 배제되는 개념이다. 뇌 실질까지 염증이 생긴다면 뇌염이다. 그러나 그렇다고 해서 뇌 실질에 해당하는 증상으로부터 자유롭다는 것을 의미하지 않는다.

지금까지 설명한 바와 같은 수막염의 병리 기전들이 모조리 작용하여 이차적으로 뇌 실질의 이상 증상(예를 들어 의식 저하나 섬망 등)을 초래할 수 있는 것이다. 물론 수막을 넘어 뇌 실질까지 염증을 만들면 수막염이 아니고 수막뇌염(meningoencephalitis)이 된다. 이는 뇌 자기 공명 영상(MRI)으로 뇌 실질에 염증이 있음을 확인한 다음에 붙여야 할 진단명이긴 하다. 그러나 우리 임상가들은 이런 확인 과정 이전에 임상적으로 그런 증상들을 보이면 편의상 잠정적으로 수막뇌염이라고 칭한다.

여기까지 설명한 기전들을 기반으로 해서, 실제 임상에서 우리 임상가들이 얼마나 골탕을 먹는지 이야기를 하도록 하겠다.

11. 수막염의 치료-항생제 파라독스

80년대 중반 전공의 시절에는 지금보다 수막염과 폐렴이 참으로 많았다.

특히 본원(당시엔 강남/명동 성모병원) 보다는 부천이나 인천, 수원, 의정부, 대전 쪽으로 순환 근무해서 가면 그냥 수막염과 폐렴 천지였다.

뭐, 30년 전 대한민국이니 지금과는 생활 수준이 비교도 안 되었을 것이고, 그것이 그대로 질병 역학 양상에 반영되었을 것이다.

그래도 치료에 그다지 어려움을 느낀 기억은 없다.

왜냐하면 수막염이고 폐렴이고 가릴 것 없이 항생제 치료가 참 잘 들었거든.

예를 들어 페니실린을 수액에 섞어서 24시간 천천히 주면, 웬만한 환자들은 2~3일 내로 완쾌돼서, 주말이면 툭툭 털고 일어나 퇴원하곤 했다. 지금 전공의들이 들으면 내가 거짓말 하는 줄 알거다.

당시엔 cephalosporin 제제도 3세대가 겨우 나오던 시절이다. Ceftriaxone 이 하루 한 번만 주면 된다는 것을 주제로 학술 증례 집담회를 열 정도였으니 말 다했다.

Fluoroquinolone?

이제 막 ciprofloxacin이 나오던 시절이다. 그나마 비뇨기 감염에만 국한해서 썼을까.

감염내과 전문의도 내 모교에 딱 3분, 전국 통틀어도 열 명이 채 안되던 시절이니 누가 항생제 치료 원칙을 체계적으로 배울 수 있었을까?

의료관련 감염(당시엔 병원 감염이라 칭했다)이나 다제 내성균 같은 것은 논의도 안 되던 good old days.

하지만 90년대 들어 상황은 급변하기 시작한다.
발원은 스페인이었다.
페니실린 내성 폐렴알균(Penicillin-resistant *Streptococcus pneumoniae*, PRSP; 이름 그대로 폐렴을 일으키기도 하지만, 수막염의 가장 흔한 원인균이기도 한)이 국제적인 이슈로 떠오른 것이다. 공교롭게도 1992년에 바르셀로나 올림픽이 열렸고, 이후 정말로 전세계에서 PRSP 보고가 속출한다. 그리고 드디어 대한민국에서도 PRSP가 이미 만연하고 있다는 보고를 계기로 세계에서 가장 높은 내성률을 보인다는 달갑지 않은 타이틀까지 획득한다.

이런 격변 양상의 의미는?
폐렴과 수막염의 치료가 90년대에는 80년대처럼 만만치 않아졌음을 의미했다.
페니실린?
어림도 없다.
3세대 cephalosporin은 기본이요, 필요하면 vancomycin도 추가해야 하는 걸로 패러다임이 바뀐다.
항생제 조합은 지금도 날이 갈수록 업그레이드 되고 있고, 이제는 3, 4세대 cephalosporin과 glycopeptide, carbapenem, 그리고 80년대는 물론 90년대 초반까지 거들떠 보지도 않던 fluoroquinolone이 대세로 떠오르고 있다.

그리고 수막염 치료에 있어서 또 하나의 패러다임 격변이 동시에 일어났다.

항생제만 디립다 퍼 부어서 수막염이 낫기는커녕, 오히려 악화를 시킬 수도 있다는 파라독스 때문이었다.
그 이유는 이미 앞에서 충분히 설명한 바 있지만 다시 요약하자면,
항생제가 균을 터뜨려서 나오는 내용물이 오히려 염증을 더 유발할 수 있다는 것에 있다. 따라서, 수막염 치료에 있어서 치료 원칙의 패러다임은 오로지 항생제 치료만을 고집하기엔 문제가 있음이 부각된다.

이 모든 것의 기반은 염증의 개념이 분자 및 세포 수준에서 보다 체계적으로 잘 정리되었기 때문이었다.

수막염은 병원체의 해코지가 모든 원인이 아니라는 것과 염증이라는 것이 인체에도 책임이 있다는 개념이 확립되어, 역시 패혈증 개념의 대격변과 동일한 과정을 밟아서 병인론이 대폭 바뀐다.

임상이란 항상 치료를 추구하는 법.

그래서 항생제 치료에 더해서 스테로이드 병행의 치료 방침이 추가된다. 비록 아직은 논란이 있지만.

그리고, 임상가의 입장에서 보면, 해리슨을 비롯한 모든 교과서에 기술되어 있는 수막염의 치료 원칙들은 100% 다 믿어선 안 된다고 생각한다. 좀 과격한 생각이긴 하지만 말이다.

이는 결코 교과서대로 치료에 반응해 주지 않는 환자들을 실제로 겪어보고 고생해 본 임상가들만이 공감할 것으로 믿는다.

정말 이가 갈린다.

교과서를 쓰신 분들은 아마도 교과서에 실릴 만큼 잘 정형화된 증례들을 가지고 기술하셨을 것이다.

그래서 무슨 균에 의한 수막염이면 어떤 항생제를 쓰면 잘 치료된다는 '꿩 잡는 게 매'라는 식으로 기술되어 있다.

나는 동의할 수 없다.

절대 그렇게 무난하게 해피 엔딩으로 가지 않는다.

꿩 못 잡는 매들도 분명히 있다.

생각보다 복잡하고 환자나 나나 마음고생 심하게 한다.

도대체 실제 상황은 어찌 다른지, 그리고 어떻게 대처해야 했는지를 임상가의 입장에서 부끄러움을 무릅쓰고 정직하게 한번 소회를 풀어보겠다.

12. 수막염 악전고투기(1) - 교과서와 현실의 괴리

예를 들어, 그동안 골치 아팠던 증례들 몇몇을 엮어 재구성 하여 보기로 하겠다.

25세 여성이 나흘간의 두통과 발열로 응급실을 방문하였다.

고열에다 머리 아프고 뒷 목 뻣뻣하니 당연히 수막염으로 간주하고 검사를 진행한다.

뇌 CT는 별 이상 없었고, 뇌 척수액을 뽑아보니 백혈구가 WBC 1000개/㎣ (호중구 70%) 당 40 mg/dL (혈당은 120), 단백 120 mg/dL, ADA 1 IU로 나왔다. 백혈구 성상으로 보니 세균성 수막염 거의 확실하다 생각하고 지체 없이 cef-triaxone + vancomycin을 시작하였다. 나중에 보고가 되지만, 뇌척수액 세균 배양 결과는 페니실린 내성 폐렴알균이었다.

여기까지는 첫 날 조치에 아무런 하자가 없었다.

대부분의 감염질환이 그렇지만, 항생제 치료를 시작하고 나면 보통 3일 정도면 승부가 난다.

교과서에 나온 것처럼 행복하게 치료가 되는 수막염의 경우, 3~5일 내로 증상들이 거의 소실되고 빠르면 7~10일 정도면 거의 완치되어 빠이빠이한다. 실제로 상당수의 환자들이 그런 경과를 거쳐서 행복하게 퇴원한다. 이는 교과서 그대로이기도 하다.

그러나, 어디까지나 '상당수'라고 했다. 상당수 이외의 적지 않은 환자들은 이렇게 행복한 경과를 거치지 못한다.

입원 3일째 증상에 개선이 있었고, 객관적 지표를 보기 위해 뇌척수액 검사를 다시 실시하였다.
결과는 백혈구 60; 당 50(혈당 100); 단백 20 mg/dL.
처음보다는 나았지만 썩 만족스럽지는 않았다.
그래도 점차 나아지고 있어서 10일쯤 되어 퇴원시키기로 하였다. 그러나..
퇴원하려고 했던 당일 아침 다시 고열과 두통이 시작된다.

뇌척수액 검사를 다시 해 보니 이게 웬일?
백혈구 220; 당 60(혈당 100), 단백 50 mg/dL.
백혈구가 220이니, 지난번 60보다 180개 나빠진 건가?
그건 아니고, 처음 소견과 비교해서 치료에 의한 호전이 있는 건 사실이며, 치유의 기준선을 아직 채 넘지 못하고 있다는 것으로 해석하는 게 더 타당하다고 보았다. 또 하나 마음에 안 드는 게 단백이 여전히 높다는 점이었다.
그래도 한 가지 고무적인 건, 뇌척수액 당이 60으로, 지난번의 50보다 올라갔다는 점.
따라서 현재의 상태는 좀 덜 치료된 수막염으로 간주하는 게 타당하다.
그래도 그렇지, 열흘이나 정석대로 했는데 이게 뭐람?
그래서 vancomycin + cefepime + rifampicin(결핵을 의식한 것이 아니고 그람 양성균 겨냥 & synergism)으로 항생제 조합을 업그레이드 하였다.
(사실 이건 좀 오버 같다는 생각이 들어서 많이 고민했다. 교과서 정석에서 벗어나기 시작하는 출발점..)
이상의 내용들을 환자와 가족들에게 자세히 설명을 드리고, 퇴원 보류 및 연장 치료가 필요함을 납득시켰다.
"며칠만 더 함께 합시다."

그런데, 증세가 별로 나아지지 않는다. 인간적으로 이 정도 regimen이면 좋아져야지?

한편 두 번째 뇌척수액 세균 배양 결과는 음성이었다.

혹시 바이러스 수막염 가능성은 없을까 생각했는데, 열흘씩 가는 바이러스 수막염이 어디 있는가? 그리고 입원 당시의 뇌척수액 검사 소견도 바이러스 수막염과는 거리가 멀다. 10여 종 이상의 바이러스 검출 검사도 모조리 음성.

그렇다면 결핵성 수막염 가능성은 없을까? 사실 수막염 환자를 치료하는 과정에서 가장 많이 고민하는 지점이기도 하다. 공감하시는 감염내과 선생님들 많을 것이다.

그러나 결핵성 수막염은 입원 당시의 뇌척수액 소견과 맞지가 않으며, 무엇보다 임상 경과도 맞지 않는다.

결핵성은 1~2주 정도 시름시름 앓다가 내원한다. 이 환자처럼 어느 날 갑자기 고열에 머리 아픈 식의 양상이 아닌 것이다. 그래서 세균성 수막염은 급성 (acute) 수막염으로, 결핵성 수막염은 아급성(subacute) 수막염으로 분류되는 것이다. 게다가 폐결핵 등의 동반 결핵 질환도 없고, 결핵균 배양 및 PCR (중합효소연쇄반응)도 음성이었다.

혹시 놓치는 게 없는지 고민하다가 결국 뇌 자기 공명 영상까지 촬영했으나, 수막 외에는 우려했던 종괴나 경색, 출혈, 결핵종 등의 소견 없이 매우 깨끗하였다.

이렇게 가능한 질환들을 검토한 끝에 다 제외하고 나니, 다시금 '덜 치료된'세균성 수막염으로 결론을 내리고 진득하게 싸움에 임할 수밖에 없었다.

어느덧 14일이 되었지만 환자의 발열과 두통은 여전하였다.

결국 고민하고 또 고민하던 끝에 정석에서 벗어나는 결단을 또 하나 내리게 되었다. 참으로 부끄러운 결단.

스테로이드 dexamethasone을 다시 시작한 것이다.

스테로이드를 수막염에 사용하는 건 논란이 많은 방침이지만 두 가지 용도로 대별해 보면:

- 뇌압 떨어뜨리기
- 소염 작용, 즉, 세균의 침입으로 유발된 염증을 차단한다는 의미이다. 이는 항생제 사용과는 별개의 문제이며, 오히려 항생제만 단독으로 사용할 경우 수막

염이 더 악화된다는 역설과도 일맥상통한다.

이 환자의 경우는 두 번째의 용도를 근거로 삼았다.
정석적으로는 치료 시작 초반 4일만 투여하고 끊었어야 하는 것이었으나, 뇌척수액 소견에서 보듯이 분명히 수막 내 염증 소견이 꽤 잔존하고 있는 이상, 세균은 간데없어도, 그로 인해 유발된 염증은 아직도 진행형이라고 추정하였다. 이를 기반으로 스테로이드를 추가하였다. 물론 다른 동료 감염내과 의사들에게 비판 받아도 할 말이 없지만, 당시 너무나 고민하고 있던 입장에서는 이렇게라도 돌파구를 모색하는 수 밖에 없었다. 스테로이드 추가하여 사흘간 준 후 나흘째 (즉 17일째)에 뇌척수액 검사를 하였다.

결과는 백혈구 20; 당 60(혈당 100), 단백 5 mg/dL.
할렐루야!

환자 상태도 모든 증상 소실되었다.
닷새 정도 더 유지하였고, 뇌척수액 검사를 다시 한 결과 정상으로 돌아옴을 확인하였다.

결국 퇴원.

일주일 후 외래에서 다시 만났다.
당연히 웃으면서 재회할 줄 알았는데, 퇴원 후 쭉 괜찮다가 하필이면 재회하는 내원 당일부터 다시 두통과 열이 시작되어 왔다.

뇌척수액 검사를 해 보니
백혈구 60; 당 50(혈당 100), 단백 40 mg/dL.
그렇게 오래 치료 했고 좋아졌음을 확인하여 퇴원시켰는데 또 이러다니..
그래서 다시 입원시켜서 치료를 재개했다.
나중에 나온 세균 배양 검사 결과는 음성이었다.

도대체 왜 이렇게 고전을 하는 것일까?

- 내가 실력이 없어서?: 매우 유력한 원인이다. 그래서 빅5 병원으로 가실 것을 권유하기도 했다. 하지만 고맙게도 환자와 보호자들이 그래도 내게 치료 받겠다고 신뢰를 보여주셔서 결국 내가 모두 안고 끝장을 보기로 하였다.
- 바이러스나 결핵, 혹은 진균 수막염?: 가능성이나 증거가 전혀 없음을 이미 검증했다.
- 사용한 항생제의 치료 범주가 불완전해서?: 적어도 범주 면에서는 빗나간 것 같지는 않았다.
- 사용한 항생제가 중추신경계에 충분한 농도로 도달하기는 했을까?: 이건 따져볼 가치가 있다.

어찌 됐건 2주 치료면 다 종결된다는 교과서의 가르침은 이 시간부로 다 휴지조각이다.

정석을 기반으로 해야 하겠지만, 거기서 더 나아가 해결책을 찾아서 실전에 투입해야 하는 시점이 되었다.

나는 항생제가 중추 신경계에 제대로 만족스럽게 도달하는지 약리 약동학적인 관점을 집중 고민해 보기로 했다.

13. 수막염과 항생제의 궁합

항생제와 수막염의 궁합을 결정하는 인자는 혈액-뇌 관문(BBB)이다.

이 BBB를 잘 통과해서 원하는 중추 신경계 지점까지 충분한 농도로 도달할 수 있느냐가 치료 성패의 관건이다.

수막염이 없는 상태에서 항생제가 체내에 들어오면 3중 잠금 장치로 무장한 BBB는 아무 항생제나 통과를 허용하지 않는다.

그러나 수막염이 있는 상태라면 곧 BBB가 헐거워졌음을 의미하기 때문에 항생제가 좀 더 용이하게 통과를 할 수 있다.

이렇게 어느 정도 통과를 하는지 정량적으로 보는 지표로서 척수액 내 항생제 축적 농도 대 핏 속 항생제 축적 농도의 비를 사용한다.

AUC_{CSF}/AUC_{Serum}이라고 하는데, AUC란 area under concentration curve, 즉 어느 한 순간에 측정된 농도가 아니고, 항생제 투여 시점부터 체내에 머물러서 일을 하다가 사라져가는 종결점까지의 모든 시점의 농도를 다 합한 것이다. 간단하게 말해서 '적분'을 한 양이라고 보면 된다.

수막염이 없을 때 항생제가 잘 통과를 할 수 있는지 여부를 결정하는 요소들은 다음과 같다.

- ✔ 당연히 덩치가 중요하다. 덩치가 크면 클수록 통과에 불리하다.
- ✔ 지방 조직에 친화성이 있는지(lipophilicity) 여부다. 지방 조직, 즉 막을 잘 통과하려면 지방 조직에 일단 잘 녹아야 한다. 이와 반대로 친수성(hydrophilic) 항생제는 BBB를 잘 통과하기 어렵다.
- ✔ 항생제는 핏 속에 들어오면 혈중 단백질들이 반갑게 반긴다. 과연 얼마나 단백질들에게 발목을 잡히는가에 따라 AUC_{CSF}/AUC_{Serum}의 수치가 왔다 갔다 한다.

사실 일차적으로 쓰는 치료제인 cephalosporin이나 vancomycin은 친수성 항생제이다. 앞서 언급했듯이 수막염이 생기면 BBB의 수비가 허술해져서 평소보다 항생제가 좀 더 잘 들어가기 때문에 치료 효과를 볼 수 있는 것이다. 3세대 cephalosporin의 AUC 비는 수막염이 없을 때는 0.1 미만이지만, 수막염이 생긴 경우에는 0.2를 넘어가며, 그 정도면 쓸만한 수치다. Vancomycin의 경우도 0.3 정도까지는 나온다.

지방 친화성 항생제로는 fluoroquinolone이나 macrolide, rifampicin, trim-ethoprim/sulfamethoxazole (TMP/SMX) 등이 대표적이다. Macrolide 의 경우는 이름 그대로 거대한(Macro-) 덩치를 갖고 있기 때문에 지방 친화성임에도 불구하고 BBB 통과를 기대하기 어렵다.
Rifampicin은 지방 친화성이 매우 좋기 때문에 BBB가 있건 없건 뇌 조직으로 자유자재로 들어간다. 내성을 우려해서 단독으로 쓰지 못할 뿐이지 cephalo-sporin 항생제와 콤비를 이루어서 쓰기 좋다.
Fluoroquinolone의 경우 ciprofloxacin 의 AUC_{CSF}/AUC_{Serum}는 0.4~0.5 정도, levofloxacin은 0.7 정도, moxifloxacin이 0.8 정도로 꽤 높다.
게다가 cephalosporin과는 달리 세균을 터뜨려 죽이는 것이 아니기 때문에 항생제 파라독스의 염려도 덜하다.

**그래서 그 환자는 어떻게 치료했냐 하면...
중추신경계로의 항생제 투과율을 감안해 보면, 세균성으로 가장 확률이 높은 폐렴알균을 겨냥하는 beta-lactam 이외의 항생제들 중에 뇌척수액에 잘 들어가는 종류로는 fluoroquinolone이 제일 낫더라, 이거다. 아무래도 이 환자의 경우 충분한 농도의 항생제가 제공되어야 한다는 점과 폐렴알균을 겨냥하고, 항생제 파라독스를 최소화 하며, 다른 항생제 종류로 갈아 엎어서 바꾼다는 점까지 감안하면 levofloxacin이나 moxifloxacin을 주는 것이 더 타당하지 않을런지? 그래서 levofloxacin에 rifampicin을 콤비로 하여 주기 시작했다.

그랬더니, 오오..

사흘 이내로 두통과 열이 소실되고 전반적으로 호전 양상을 보인다.

뇌 척수액 검사를 다시 실시해 본 결과는

백혈구 2 당 50(혈당 100), 단백 5.

결국 완전 회복되어 종결되었다.

치료 날짜를 세어보니, 50일이나 걸렸다.

아, 정말 부끄럽도다.

그래도 혹시 몰라서, 이후 3개월 간격으로 1년 반을 정기 점검하였는데, 아무 문제 없이 잘 지냄을 확인하고 종결하였다.

이거 나만 이렇게 악전고투했던 것인가 하는 생각에 SNS를 통해 전국의 다른 감염내과 선생님들께도 의논을 청해 보았다.

그 결과, 나처럼 늪에 빠져서 헤매는 분들이 의외로 적지 않다는 사실을 알게 되었다.

(내심 기분 좋았음..)

내가 고민했던 그대로 고민하고, 내가 했던 그대로 시행착오들을 하곤 했다는 것.

지금 든 예처럼 항생제 교체로 성공했는가 하면, 결국은 결핵성 수막염으로 간주하고 항결핵제 치료로 들어가서 치료하신 분들이 꽤 있었다.

이거 보란 말이다.

딴 질환은 몰라도, 수막염은 교과서대로 순조롭게 치료되지 않는다니까요.

어쩌면 내가, 혹은 동료 감염내과 의사들이 핵심을 잘못 짚어서 미로를 헤맨 것일 수도 있지만, 이런 증례들에서 얻을 수 있었던 교훈은 다음과 같다.

교과서는 정석만을 가르쳐줄 뿐이며, 실제 실전 상황에서는 얼마든지 온갖 변수들이 작용할 수 있다는 것이다.

그래도 항상 정석에 충실한 기반을 두고 있어야, 돌발 상황에서 제대로 된 임기응변이 나올 수 있다는 것이 내가 배운 교훈이다.

이는 비단 수막염뿐 아니라 다른 질환들도 마찬가지일 것이다.

그리고 수막염과의 악전고투는 이런 경우만이 아니었다.

14. 수막염 악전고투기(2)- 내게 윙크하는 환자

50대 남성이 수막염으로 입원하였다. 이 환자 분은 평소에 부비동염(축농증)으로 고생하시던 분이라, 아마도 거기서 유래한 수막염으로 추정되었다. 세균성 수막염에 준하여 치료를 시작하였는데, 사흘째에도 열이 안 떨어지고 두통과 안구 통증이 특히 심하였다.

그날 오후 회진을 돌려는데, 회진 준비 차 미리 환자를 보고 온 전공의 선생이 내게 이렇게 말한다.

"환자 분이 한쪽 눈만 감고 뜨지를 못하네요. 윙크하는 것처럼."

"머시라?"

다른 모든 환자들 제쳐두고 이 환자 분부터 먼저 보러 달려갔다.

역시나 전공의 선생 말대로 내게 윙크를 하고 있다.

"전공의 선생, 이건 큰일 난 겁니다. 내게 윙크를 하면 무엇을 확인해야 할까요?"

" …."

감긴 눈꺼풀을 올리고 펜라이트를 비추어 본 후, 내 손가락 움직임에 따라 안구가 잘 따라서 움직이는지를 확인해야 한다.

물론 윙크한 쪽 눈동자는 빛에 전혀 반응을 안 했고, 안구도 내 손가락을 잘 따라가지 못했으며, 특히 바깥 방향으로 움직이지 못한다.

다 예상했던 것이었다.

이 환자에게 무슨 일이 일어난 것일까?

정답은 cavernous sinus thrombophlebitis(해면정맥동 혈전정맥염; CST)가 합병된 것이었다.

Cavernous sinus란 dura mater와 endothelium으로 구성된 것으로, 완벽한 혈관 모양을 갖추지는 못하고, 뭔가 좀 불완전하게 각종 구조물, 예를 들어 다른 혈관(동맥)이나 신경 다발을 감싸고 주행하는 구조물이다. 말하자면 여러 정맥들의 분지들을 통해 혈액을 공급받으면서 마치 해면 같은 모양의 포장지 같은 역할을 하는 셈이다(그래서 해면 cavernous라는 이름이 붙었다). 즉 열린 구조의 정맥인 셈이다. 구조를 보면 볼수록 참으로 신비스럽고도 아름다울 뿐이다.

머리 속에서도 뇌의 바닥 깊은 곳에 위치한다. 위로는 시신경, 옆으로는 뇌하수체, 밑으로는 접형동(sphenoid sinus)이 있다. 앞에서 보면 대강 양 미간에서 콧등 옆쯤에 위치한다.

양미간에서 양 입술로 이뤄지는 삼각형을 위험한 삼각형이라고 하는데, 이 부근에서 상처가 나서 덧나면 cavernous sinus에 염증이 생길 수 있기 때문이다.

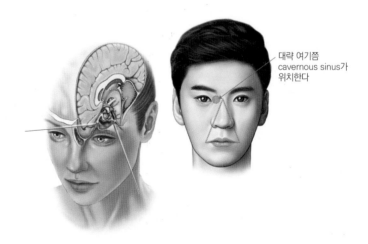

대략 여기쯤
cavernous sinus가
위치한다

수막염이 진행되어 세균으로 점철된 자그마한 피떡이 흘러 들어와 여길 막으면 이런 일이 생긴다.

공교롭게도 cavernous sinus에는 안구의 움직임에 중요한 3, 4, 5, 6번 신경이 한꺼번에 싸여서 지나간다.

이 중요한 신경들이 왜 하필이면 일망타진 당하기 좋게 좁디 좁은(손톱만한 공

간이다) 곳에 다 모여있을까 하는 생각도 들지만, 결과적으로 보면 복잡한 전선
줄을 한 군데 모아서 정리하듯이, 이렇게 다 모아 놓는 것이 오히려 더 안전해서
그런 게 아닐까 하고 추정한다. 모이지 않고 두개 내부에 여기저기 산재해서 주
행하면 그만큼 다치기 쉽지 않았을까? 특히 가장 긴 6번 신경.

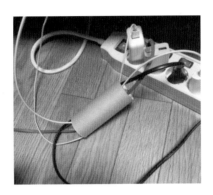

어쨌든 좁은 공간에 3~6번 신경이 부대껴서 지나가는데, 거기에 피떡이 와서
물리적으로 공간을 더 차지하면 이 신경들이 일망타진이 되어 마비가 될 수밖에
없다.

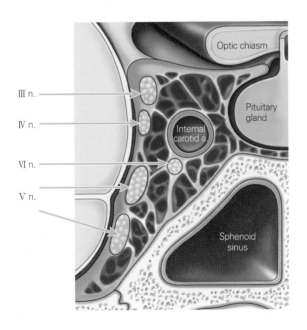

자, 그럼 이 환자는 어떻게 조치해야 좋을까?

일단 MRI 혈관조영 촬영을 함과 동시에 빨리 신경외과 선생님도 불러서 머리 맞대고 같이 의논해야 한다.

절대 혼자서 해결하려 하면 낭패를 본다.

주로 포도알균을 겨냥해서 6~8주 이상 vancomycin을 기반으로 한 항생제들을 주는 것이 기본이지만, 피떡을 수술적으로도 제거해야 할 필요가 있기 때문이다. 스테로이드를 줄 것인지, 혈전 용해제를 줘야 할 것인지, 접형동도 수술해야 하는지 등등을 같이 의논해서 빨리 결정하고 빨리 실행에 옮긴다.

내 경우는 보통 신경외과 선생님이 내 환자를 빼앗아가서 수술적 해결을 다 해주고 다시 돌려주곤 했다.

예후는 썩 좋은 편이 못 된다.

15. 수막염 악전고투기(3) - 갑자기 소변을 못 누는 환자

22세 남자 환자가 세균성 수막염으로 입원하였다. 항생제 치료에 대한 반응은 꽤 좋아서, 이틀 만에 열 소실되고 두통도 거의 해소되었다. 그러나, 행복했던 것도 잠시, 닷새째에 갑자기 일이 생겼다.

소변이 하나도 안 나온다는 것이었다. 신기능 검사는 정상이었다.

결국 방광이 가득 찬 소변을 못 비우는 것이었다.

이는 cauda equina 일부(아주 일부)에서 기인하는 합병증이다.

방광 기능을 관장하는 천골(sacral) 신경에 가역적인 손상이 된 결과인 것이다.

Cauda equina란 cauda = tail(꼬리) + equina = horse(말) = 말총을 의미한다.

척수는 태아 시절 엄마 뱃속에서 모양을 갖춰가는데, 문제는 척추뼈가 척수보다 더 길게 자라버린다는 점이다.

그래서 요추(lumbar vertebra) 5개, 천골(sacrum) 5개가 뼈 모양을 다 갖추는 동안에 척수는 그 진도를 따라잡지 못한다.

그 결과, lumbar cord가 1번까지는 모양을 갖추지만 2번부터 맨 끝까지는 미처 척수 모양을 갖추지 못하고, 원초적인 신경다발 모양으로 아래에 늘어뜨려진다.

그 모양이 마치 말총과 흡사해서 그대로 그 이름이 붙었다.

수막염에 합병된 이런 상황을 수막염-뇨 정체 증후군(meningitis-urinary retention syndrome)이라 한다.

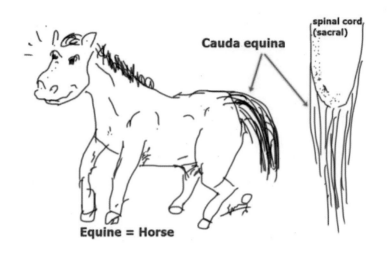

Cauda equina

spinal cord (sacral)

Equine = Horse

진단 기준은

우선 수막염 환자여야 하고,

갑작스럽게 소변을 못 보고 정체되어야 하는데, 전립선 질환이나 당뇨성 신증, 길랑바레 증후군, 다발성 경화증, 급성 파종성 뇌염(acute demyelinating en-cephalitis, ADEM), 척수염 등 뇨 폐색을 일으킬 만한 질환들이 다 배제 되어야 한다.

만약 단순포진 바이러스 감염의 증거가 있으면 Elsberg syndrome으로 칭한다. 이 외에 다른 신경학적 이상이 있으면 안된다. 그런 경우는 cauda equina syndrome(말총 증후군) 이다.

이런 합병증이 생기면 나나 전공의가 식겁하게 되는데, 혹시나 말총 증후군이라서 최악의 경우 하반신 마비라도 오지 않을까 해서다.

그래서 신경학적 진찰을 꼼꼼하게 해서 점검해 보아야 한다.

하지가 남의 살 같은 이상 감각은 없는지,

다리는 잘 움직이는지(특히 앉은 자세에서 무릎을 굽혀서 올리는 동작),

등을 확인해서 모두 괜찮으면 일단은 안심한다.

또 하나 확인해야 할 중요한 사항이 있다.

"오줌은 못 누지만 그래도 똥은 누죠?"

"네" 하면 일단은 안심하자.

소변은 못 누지만 대변을 누는 신경은 손상 받지 않았다는 뜻이며, 이는 예후가 좋다는 의미이기도 하다.

왜냐하면 meningitis-retention syndrome의 병리 기전은 실처럼 늘어진 말총 가닥들 중에 배뇨를 관장하는 신경 다발 한 줄이 살짝 손상된 것이기 때문이다. 왜 그런지는 이견이 분분하지만, 아마도 수막염이라는 염증의 과정에서 마치 ADEM 처럼 배뇨 관장하는 신경에 있는 신경초가 까져서 그런 것으로 보고 있다. 그래도 그렇지, 하필이면 배뇨 관장하는 그 신경 한 줄만 무슨 미운 털이 박혔다고 핀 포인트로 까 버리는지는 아직도 이유를 모른다.

대변을 보는지 자백을 받는 것보다 더 정확한 방법은 환자로 하여금 엉덩이를 까고 엎드리게 한 뒤, 항문을 자극하는 것이다(원래는 깃털이나 핀으로 하는 것이지만, 그냥 설압자로 해도 된다. 자극만 주면 되니까). 자극에 대하여 항문을 오무리거나, 스스로 항문을 오무리면 배변은 정상이라고 확진해도 된다.

이런 일이 생기면 일단 비뇨의학과 선생님을 빨리 찾아서 같이 보는 게 정답이다.

보통은 4~10주 정도 방광에게 휴식을 주면 결국은 다 돌아 온다.

방광 휴식이란 Foley 도뇨관을 꽂고 지내도록 한다는 뜻이다.

그래서 이 치료 과정을 환자에게 잘 설명하고, 비록 시간이 걸리지만 믿고 따라 오시라고 잘 달래는 것이 가장 중요하다.

환자 입장에서야 얼마나 황당하겠는가? 말 한 마디로 천냥 빚을 갚는 대표적인 사례라 할 수 있겠다.

수시로 돌보고, 환자의 불안감을 줄여주느라 대화를 많이 하다 보니 환자 및 보호자와의 관계는 진짜 돈독해진다.

놀랍게도 이런 사단은 의외로 종종 일어나곤 했다.

다시금 강조하지만, meningitis-retention syndrome은 의외로 꽤 발생하나, cauda equina syndrome만 아니라면 예후는 좋으니 당황하시지 말 것.

16. 수막염 악전고투기(4) - 병동을 뒤집어 놓는 환자

수막염 환자들 중 일부는 정신 이상, 예컨대 섬망(delirium)을 보이는 경우가 있다. 그리고 의외로 이 또한 은근히 많이 일어난다.

당연히 나이 많은 어르신들이 이런 현상을 보이는 경우가 흔하지만,

젊은이들이 섬망을 보이는 경우도 꽤 많다.

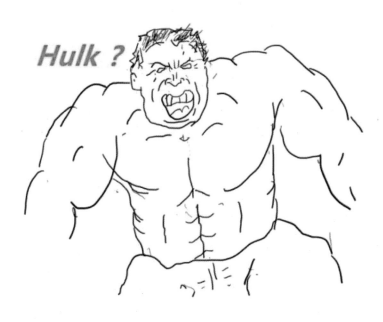

어르신들의 섬망은 그래도 비교적 낫다.

큰 소리 지르거나 어수선하게 왔다 갔다 하는 수준이라, 같은 병실 쓰는 환자분들의 눈총을 받고, 주치의인 우리들도 눈치를 봐야 하지만 그 정도는 감수할 수 있다.

하지만, 젊은 수막염 환자들이 섬망을 보이면 정말 무섭다.

젊은 혈기 탓인지, 매우 매우 난폭하다.

청년은 말할 것도 없고, 젊은 아가씨도 힘이 장난이 아니다.

그래서 병동을 아주 뒤집어 놓는다.

원인으로서 뇌 실질에 물리적 병변이 있는 경우는 매우 드물다. 실제 뇌 자기공명 영상을 찍어봐도 실질은 깨끗하다.

이는 앞서 설명했던 바와 같이 수막염의 진행으로 뇌에 2차적인 영향을 주었음에 의한 것으로 추정된다.

이런 상황에 처한 경우엔 신체 구속과 더불어 진정 요법을 잘 해야 한다.

역시 혼자서 고민하지 말고, 정신건강의학과나 신경과 선생님들을 불러서 같이 해결하는 게 정답이다.

이 합병증도 예후가 나쁘진 않으며, 각자 시일이 걸릴 뿐 결국은 회복이 된다.

고생하는 기간 동안 환자의 가족들과 면담을 많이 하게 되어서, 역시 사이가 돈독해진다.

그런데, 섬망까지 겪다 보면 솔직히 말해서 진짜 수막염 환자 보기 꺼려진다.

아무래도 내 능력 밖이라는 생각이 자꾸 들어서 말이다.

뭐, 어디까지나 마음뿐이고, 수막염 신환이 내원하면 또 보긴 하지만 말이다.

세상 일이라는 게 꼭 내가 좋아하는 일만 하면서 살 수는 없는 것이니까.

그게 인생이다.

17. 폐렴은 모든 질환의 왕이다

일찍이 윌리엄 오슬러 경은 어느 질환에 대해 이렇게 말씀하셨다: "The most widespread and fatal of all acute diseases, ○○○, is now Captain of the Men of Death. (모든 급성 질환들 중에 가장 만연되어 있고 가장 치명적인 질환 인 ○○○은 오늘날 인류를 죽이는 질환의 최종 보스다)." 아이러니하게도 오슬러 경조차 말년에 이 질환에 시달리시다가 세상을 하직하신다.
이 질환의 이름은?

바로 폐렴이다.

폐는 호흡기관이다.
호흡(respiration)을 담당한다.
음. 맞나?
보통 숨을 내쉬고(호; 呼) 들이 쉬는(흡; 吸) 행위 자체가 호흡이라고 누구나 직관적으로 받아들인다.
하지만 우리 의료인들은 그것만 호흡으로 간주하면 안 된다.
호흡의 엄격한 의미는 산소를 어떻게 처리하느냐에 그 핵심이 있다.
호흡이란 태고에 산소가 등장하면서 시작되었다고 봐도 된다.
'산소 같은 여자'라는 유명한 광고 문구가 있지만, 실제로 산소는 상큼한 그 무엇이 아니며 오히려 본질적으로는 세포를 파괴하는 무서운 독이다. 왜냐하면 그 자체가 반응성이 강하고, 수시로 치명적인 라디칼(radical)을 생성하여 세포를 공격하기 때문이다.

그래서 태고적 세포들은 이 치명적인 독을 무해한 것으로 전환하도록 처리해야 하였다.

이러한 목적으로 오늘날 미토콘드리아가 지구상 거의 모든 생물들의 세포 내에서 공생하고 있는 것이다.

주지하다시피, 산소는 미토콘드리아를 통해서 무해한 물로 환원이 된다. 그와 동시에 우리가 섭취한 영양분을 분해하고 처리하는 작업에서 비롯된 전자들을 미토콘드리아 내에서 주거니 받거니 하며 양성자 경사라는 추진력을 줌으로써 결국 ATP라는 에너지를 만들어내어 생명을 유지하도록 한다.

정리해 보면, 호흡이란 숨을 내쉬고 들이 쉬는 것만이 아니고, 실제로는 산소를 처리하면서 동시에 에너지를 만들어내는 것을 의미한다. 따라서 폐, 즉 호흡기 관은 에너지를 만들어내기 위한 원동력으로서의 산소를 물물교환으로 공급해 주는 물류 유통 기관이라고 보는 것이 더 정확한 정의일 것이다.

이것이 우리가 숨을 쉬면서 살아가야 하는 이유이다.

그런데, 이렇게 숨을 쉬는 공간을 마련해 주는 폐에 쓸데 없는 물질들이 물리적으로 차지해 버린다면 곤란한 일이 생긴다.

일단 공간이 태부족하니 숨을 쉴 여력이 줄어들고, 그만큼 산소 공급을 확보할 수 없기에, 궁극적으로 충분한 에너지도 벌지 못한다.

물리적으로 차지하는 상황은 여러 가지가 있겠지만, 역시 폐렴만큼 치명적인 것도 없을 것이다. 그냥 차지하고 막는 데서 그치지 않고, 점점 자라나니까 말이다.

폐렴은 호흡기 내과와 감염내과가 맞서 싸워야 하는 대표적인 질환이다.
(물론 다른 과 선생님들도 싸워야 하는 건 마찬가지)

호흡기 질환을 다루시는 분들을 pulmonologist라 부른다.

이것의 어원은 라틴어로 폐를 나타내는 Pulmonarius에서 왔는데, 이보다 먼저 그리스어 Pleumon이 더 원조다.

Pleumon은 둥둥 뜬다(float)라는 의미인데, 당시 내장탕 요리할 때 국 냄비에 넣은 내장들 중에 폐만 둥둥 떠오르는 데서 기인한 용어라고 한다.

폐렴이란 폐 실질에 생긴 염증을 말한다.

폐 실질을 주로 이루는 것은 폐포(alveoli)와 폐포 공간(alveolar space)이다.

폐포 벽은 제1형 세포와 2형 세포가 구성하는데, 머릿 수는 2형이 많지만, 대부분의 면적은 1형 세포가 차지한다. 1형 세포 하나가 고무처럼 주욱 죽 늘어나서 그냥 벽 하나를 구성하고 그 사이사이에 2형 세포가 처 박혀 있는 모양새다.

2형 세포는 표면활성물질(surfactant)을 생성하고 분비한다. 이게 없으면 폐는 그냥 쪼그라든다.

이 중에서 특히 surfactant A와 D는 병원체 침입 때 opsonization과 killing에 중요한 역할을 한다.

폐는 호흡을 전담하면서 나름 잘 운영되고 있는 독립 자치 국가로 보인다.

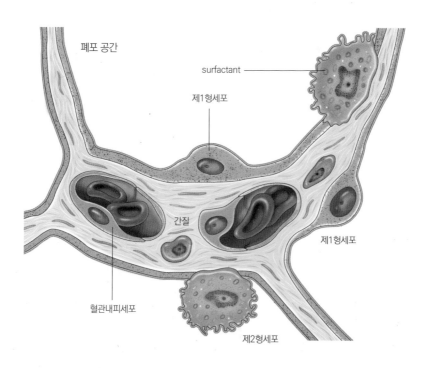

그러나..

폐는 독립 국가가 아니다.

일단 숨을 쉬는 것 자체를 중추 신경계에서 조율한다.
그리고 숨 쉬는 움직임은 흉곽 근육과 횡격막이 움직여주지 못하면 아무 것도
할 수 없다.
또한 산소 공급 확보를 위해 심장과 혈관의 도움이 필요하다.

이것이 의미하는 것은, 폐렴이 생기면 폐에만 국한해서 문제가 생기는 것이 아
니고 몸 전체가 망가진다는 것이다. 또한 거꾸로 몸 전체에 문제가 생기면 폐가
망가진다는 것도 의미한다.
그래서 폐렴은 제대로 걸리면 치명적인 것이다.

각 나라마다 사망 원인 통계가 매년 나온다.
어떤 나라는 암이 1등, 어떤 나라는 심장병이 1등일 수 있지만, 폐렴은 항상 순
위권에 들고 있다.
게다가 암이건 심장병이건, 뇌졸중이건 결국 생의 마지막에는 폐렴으로 죽는 경
우가 거의 대부분이다.

폐렴은 어쩌면 모든 죽음의 공통 최종 단계라고 할 수 있다.

이쯤 되면 폐렴은 모든 질환의 왕이라고 인정해 줘도 된다.
이렇게 중요한 폐렴에 대해서 몇 가지 주안점을 두고 안 다뤄볼 수 없을 것이다.

18. 폐포 macrophage와 동네 형들의 헛세

앞서 수막염을 논할 때 병원체의 virulence에 대하여 언급한 것을 기억하시리라 믿는다.

거듭 강조하지만 virulence란 무언가를 파괴하는 독성 물질에 앞서서, 무조건 달라 붙는 것이 우선이다.

폐렴도 시작은 수막염과 똑같다.

일단 달라 붙어야 한다.

어디에?

호흡기 점막에.

달라 붙었다가 혈류를 타고 저 머나먼 우주로 가면 수막염이나 패혈증이 되는 것이고, '나는 그냥 이 구역에서 충실할거야'하면 폐렴의 길을 걷는 것이다.

호흡기 점막에 붙으려고 달려드는 병원체들은 거의 대부분이 상기도 점막 수준에서 다 쫓겨나거나(수막염에서 설명한 기전과 동일) 점막에 잔뜩 무장된 방어체계(예를 들어 Immunoglobulin A) 등에 의해 장렬하게 전사하곤 한다. 그런데, 이 첫 번째 관문을 무사히 합격해서 점막에 정착하면 드디어 폐렴의 첫 단계가 시작되는 것이다.

그리하여 하기도를 타고 내려가면서 기관지, 세기관지를 거쳐 최종 종착지인 폐포(alveoli)를 향해 전진한다.

그런데, 이 과정 또한 병원체에겐 만만하지 않다.

기관지부터 폐포까지 이르는 길은 저승길의 유황천 같은 적대감으로 가득 찬 경로이다.

Lysozyme 등의 병원체라면 뭐든지 녹여버리는 각종 효소와 항생화학물질(예를 들어 beta-defensin, cathelicidin) 등으로 잔뜩 코팅이 되어 있다. 마치 사신들의 인도를 받아 저승 재판을 받으러 가는 '신과 함께'를 연상하면 딱이겠다.

우여곡절 끝에 폐포에 도달하지만, 그곳 또한 오아시스가 결코 아니다.

폐포에도 적대적인 물질들로 잔뜩 코팅이 되어 있다.

앞서 언급한 surfactant가 칠해져 있고, immunoglobulin G, 보체, fibronectin 등도 잔뜩 깔려 있다.

이 물질들의 공통점이 보이시는가?

바로 opsonin의 역할을 한다는 점이다.

이 물질들이 병원체에 발라지면 식균 작용으로 진행이 된다.

식균 작용을 하는 세포는 macrophage와 호중구이다.

폐에서 Macrophage는 4가지 종류가 있으며, 차례차례 방어에 나선다.

먼저 폐포에 상주하는 alveolar macrophage가 있다.

이는 식균 작용으로 병원체를 제거하는 임무를 수행한다. 그렇지만 병원체가 너무 많아 중과부적이거나, 의외로 강해서 감당을 못하면 cytokine 등의 매개물질을 분비하여 동네 형들을 부른다.

이들이 차례로 합세하여 병원체를 두들겨 팬다.

동네 형들이 오는 순서는 거리 순서다.

먼저, 근처 골목(간질)에서 빈둥대던 interstitial macrophage를 부른다.

다음으로, 근처 한 길가에서 앉아서 놀고 있던(기관지나 흉막, 폐 혈관 등) dendritic cells를 부른다.

급기야는, 좀 더 떨어진 집(폐 모세혈관을 이루는 혈관 내피 세포 내부) 안에서 낮잠 자고 있던 intravascular macrophage까지 깨워서 나오게 하여 참전시킨다.

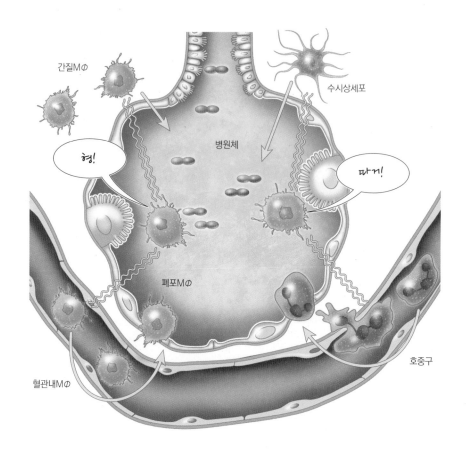

간질MØ
수시상세포
병원체
형!
따끼!
폐포MØ
혈관내MØ
호중구

그리고 가장 성깔이 있는 형이 합세하는데, 그가 바로 호중구이다. 성깔이 어느 정도인지는 이미 수막염의 병리 기전에서 설명한 바가 있으므로 여기서 반복하지는 않겠다. 호중구의 성깔 부림으로 인하여 적과 아군 구별 없이 파괴가 일어나고, 그 결과가 바로 폐렴이다.

이 대목에서 뭔가 기시감이 들 것이다.

수막염이건 패혈증이건 감염 질환에 의한 염증의 피해 상황은 병원체가 직접 파괴를 자행한 것이 아니고, 사실은 우리 몸이 과잉 대응을 하다 보니 참사가 일어난 것이다.

폐렴도 마찬가지다. 폐렴 병변은 병원체가 자행한 것이 아니라 원인만 제공한 것이며, 이를 맹렬히 진압하는 과정에서 사실상 호중구 같은 우리 몸의 방어 체계가 초래한 것이다.

결국 폐렴도 수막염이나 패혈증과 마찬가지로 염증과 항염증의 세력 균형이 어떻게 되느냐에 따라 양상이 결정된다.
염증 세력이 우세하면 그만큼 피해가 막심할 것이고, 항염증이 우세하면 당장은 좋을 것 같지만 결국 병원체가 활개를 치게 되어 다시 염증이 우세하게 된다. 고생 끝에 폐렴이 낫게 될 경우 항염증의 역할이 피해 복구에 중요한 역할을 하는 것은 물론이다.

또 하나 폐렴 치유 이후에 남게 되는 중요한 요소가 있다.
바로 적응 면역(adaptive immunity)이다. 자세히 설명하자면 한이 없지만, 핵심은 '그 날을 잊지 말자'고 다짐하며 살아 남은 자의 슬픔을 되새김질 하는 기억 세포(memory T cells)이다.
이는 차후 재 침략에 대비한 국가 상비군의 역할을 할 것이라는 건 충분히 알 것인데, 또 하나 중요한 역할이 있다.

왜 누구는 폐렴 치료가 단기간에 순조롭게 잘 되는 반면, 누구는 늪에 빠진 듯이 허우적대며 치료가 잘 안 되느냐는 의문에 한 가닥 해답을 시사해 주기 때문이다.

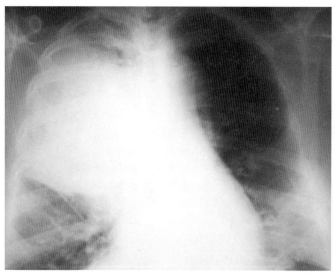

(알콜 중독자에게 생긴 전형적인 *Klebsiella pneumoniae*에 의한 폐렴)

폐렴 환자는 자주 내원한다.

치료에 임하면서 항상 고민하는 지점은 '입원 시켜, 말어?'를 선택하는 기로에 섰을 때이다.

이를 결정하기 위한 객관적인 지표로 Pulmonary severity index (PSI)나

172

CURB-65 점수 매기기 체계를 사용하는데, PSI의 경우는 자세하긴 하나 워낙 가짓 수가 많아서 좀 번거롭다.

PSI 계산하는 링크는 인터넷에 널려 있다.
예를 들어 여기 : https://www.mdcalc.com/psi-port-score-pneumonia-severity-index-cap

그래서 실용적인 면에서 순식간에 계산할 수 있는 CURB-65를 주로 선호한다.
CURB는 Confusion, Urea, Respiration, Blood pressure 그리고 65세의 약자이다.
의식 수준이 정상이 아니거나, Urea 수치가 19 mg/dL 이상, 호흡 수가 분당 30회 이상, 혹은 혈압이 낮거나 (수축기 90 mmHg 미만, 혹은 이완기 60 mmHg 미만), 그리고 나이가 65세 이상의 어르신인 경우들을 기준으로 한다.
각 항목 당 해당하면 1점씩 줘서, 총점 1 점 이하면 그냥 집에서 병원 왔다 갔다 하면서 치료하고, 2 점 정도면 외래와 입원 중에서 재량껏, 그리고 3 점 넘어가면 무조건 입원으로 판단한다.

CURB-65 계산하는 링크도 널려 있다.
예를 들어 여기: https://www.mdcalc.com/curb-65-score-pneumonia-severity

그런데, 이 정도도 암산으로 못할까.

이 점수 체계는 원내 감염이 아닌 지역사회 획득 폐렴에 대하여 적용하는 것이다.
청년층 폐렴 환자들은 macrolide나 fluoroquinolones, beta-lactam으로 충분히 치료가 잘 된다.
특히나, 평소에 멀쩡한 청정 폐였던 청년들이 난생 처음 걸려서 왔을 경우라면 더더욱 그렇다.

그런데, 노인층으로 넘어가면 똑같은 폐렴이고 똑같은 원칙으로 선택한 항생제를 씀에도 불구하고 치료 효과가 지지부진이다. 아니, 숫제 처음부터 입원 대상인 경우가 많다. CURB-65 점수를 봐도 아예 65세 이상을 기준으로 삼고 있지 않은가?

늙기도 설워라커든 치료 효과도 별로 보지 못 하실까.

대체 왜 이렇게 다른지 나뿐 아니라 폐렴을 접한 모든 의료인들의 의문 사항이었으며, 아직도 속 시원하게 밝혀지지는 않았다. 그냥 폐가 늙어서 그런 거라고 치부하는 것은 너무 안이한 설명이다.

이 차별점에 대하여 제대로 추정하려면 다시금 back to the basics 원칙을 적용하여 염증의 본질을 되 짚어 보는 것이 순서다.

이미 여러 번 언급했지만 염증이란, 원인이 제시되었을 때 우리 몸이 염증 지향 반응(pro-inflammatory response)을 시작함과 동시에 이를 견제하는 반응(anti-inflammatory response)도 작동되어, 양자간의 타협점에 이른 결과를 말한다. 처음엔 염증 지향 반응이 우세하겠지만, 한 번 붙은 불이 지나가고 나면 견제하는 반응이 뒷 수습을 하게 된다. 이를 어떻게 마무리하느냐에 따라 뒤끝 없이 말끔하게 복원될 수도 있고, 상처와 반흔을 남길 수도 있으며, 운이 나쁘면 완전히 끝나지 못하고 영원히 계속되는 만성 염증으로 갈 수도 있다.

불편한 진실이지만, 현실에서는 뒤끝 없이 100% 완벽하게 복원되는 해피 엔딩은 거의 없다고 보면 된다. 대부분이 상처와 반흔을 남긴다. 상처와 반흔을 남긴다는 것은 염증을 앓기 이전 상태로 복원하지는 못해도 최소한 '복구'는 한다는 것을 의미한다. 이를 리모델링(remodeling) 혹은 resilience라고 한다.

복구는 오리지널 모습에 가깝게 모양을 만드는 데 그치는 것이 아니고, 장차 또 이런 재앙이 오면 예전처럼 일방적으로 당하지 않고 신속 정확하게 대응해서 물리치는 체제를 정비하는 것을 의미한다.

모든 장기가 다 그러하듯이, 폐도 폐렴에서 회복되고 나면 복구 내지 리모델링을 한다.

한 번 크게 데었던 폐는 병변이 있었던 자리에 상비군을 주둔 시킨다. 소위 말하는 상주 기억 T세포(resident memory T cells, T$_{RM}$)이다. 또한 선봉에 서서 반응하는 림프구(innate lymphocytes)도 상주하면서 상비군의 역할을 같이 수행한다. 그래서 나중에 또 다시 병원체가 도발해 오면 이번에는 아주 제대로 손을 봐 준다. 거기에다 앞서 언급했던 동네 형들(호중구나 각종 macrophage 등)도 처음 재앙 때보다 훨씬 빨리 달려온다.

여기까지는 좋은 면이다. 그러나 세상 만사가 어디 어느 한 쪽으로 치우치는 경우를 봤는가?

이러한 리모델링에 의한 상비군 체제는 좋지 않은 면도 가지고 있다.

살아가면서 폐 조직에 아무런 일도 없이 세월을 보낼 수 있을까?

나이를 먹으면서 정상 세균총의 양상이 점차 달라지고(dysbiosis),

면역 능력도 늙어 가는 것(immunosenescence)은 기본이다.

거기에 하다 못해 감기라도 종종 걸릴 수 있고, 요즘 핫 이슈인 미세먼지 등의 해로운 물질도 끊임없이 침범하며, 술과 담배까지 즐기면 갈수록 태산이다. 또한 고혈압이나 당뇨, 만성 기관지염 등의 질환까지 같이 있으면 더욱 불리한 상황이 된다.

이 모든 것의 공통점은 상비군이 주둔하는 곳에 끊임없이 국지전으로서 싸움을 걸어 온다는 점이다.

한 마디로, 상비군은 빈둥댈 틈 없이 끊임없는 저 강도의 은근한 만성 염증을 조성하며, 그 결과 점진적으로 상비군이 지치고 군기도 점점 빠져서 훈련을 게을리하게 되어 폐의 수비 능력이 점차 망가져 간다. 궁극적으로는 오히려 폐렴에 대한 취약성이 더 높아지게 된다. 그러한 상태에서 폐렴이 다시 생기면 치료에 대한 반응이 부진할 수밖에 없는 것이다.

지금까지 추정 설명한 것이 맞다면 다음과 같은 반론이 충분히 나올 수 있다.

늙었지만, 이날 이때까지 폐렴이라곤 앓아본 적이 없다가 폐렴에 걸렸다면,

난생 처음 폐렴에 걸린 젊은 환자와 다를 게 없이 예후가 좋지 않겠어요?

슬프지만, 그렇지 않다.

왜냐하면 '늙는다는 것'의 본질이 참으로 잔인한 것이기 때문이다.

늙음이란 일종의 만성 염증이다!!

그리고 이미 초반에 언급했지만 잊어서는 안 되는 것이
'폐는 절대로 자치 독립국가가 아니'라는 점.

늙음=만성염증이란 신체 전체가 저강도의 만성 염증이라는 것이고, 이는 곧 폐에
도 영향을 미쳐서 앞서 설명한 악순환이 그대로 다시 재현되어 폐의 수비 능력
을 약화시키는 것이라 결국 폐렴에 취약해진다.
다시금 '늙기도 설워라커든~' 시조가 절로 나온다.

이는 지역사회 획득성 폐렴에 국한되지 않고, 특히 원내 폐렴의 경우에는 더욱
치명적으로 작용한다.
이제 원내 폐렴을 다루어 보자.

*사족: 늙음이란 만성 염증과 같다고 했는데, 이와 동일한 병태 생리를 보이는 질환이 하나
있다.
바로 후천성면역결핍증(AIDS)이다.
이름 그대로 보면 면역이 '결핍'된 질환이지만, 엄밀히 말해서 이는 틀린 용어다.
면역이 결핍되기는커녕, 면역이 작동을 하는 질환이다.
문제는 작동을 하되, 오작동을 한다는 데 있다.
특히 장의 견고함이 붕괴되면서 장내 세균들이 소규모로 끊임없이 새어 나와 전신에 퍼져서
신체 내 면역 체계들과 수시로 국지전을 치른다.
이를 다시 말하자면 바로 만성 염증이 꾸준히 있다는 의미이다.
다른 요인들도 있지만, 이러한 만성 염증을 오랜 세월 치르면서 체내 면역 능력이 점차 지쳐
간다.
이것이 바로 AIDS의 본질이다.
백혈병 같은 질환은 갓난 아기의 면역능과 동일하다면,
AIDS 환자는 아무리 나이가 젊다 해도 면역 면에서 노인과 다를 게 없는 것이다.

20. 원내 폐렴 딜레마

원내 폐렴(nosocomial pneumonia)은 병원에 입원해 있는 와중에 걸린(적어도 입원하고 48시간은 지나서 시작돼야 함) 폐렴을 총괄한 개념이다.

크게 두 가지 부류로 나뉘는데,

인공 호흡기를 달고 있는 와중에 걸린 폐렴(ventilator-associated pneumonia, VAP)와 아무 것도 꽂혀 있지 않은 상태에서 걸린 병원 폐렴(hospital-acquired pneumonia, HAP)로 분류한다.

사실 기관지 삽관 등이 되어 있지 않은 상태에서 어쩌다 크게 사래가 들리거나 (macroaspiration), 조금씩 자주 사래가 들린 것이 축적되거나(microaspiration) 해서 생기는 HAP는 VAP 보다는 비중이 덜 해서 상대적으로 주목을 덜 받는다. HAP는 VAP에 비해 중환자실에서 집중 치료를 받거나 다제 내성균이 원인인 경우가 적기 때문이기도 하다. 그래서 보통 원내 폐렴이라고 하면 사실상 VAP에 편중해서 다루어지곤 한다.

최근엔 의료 행위 관련해서 생기는 폐렴(health care-associated pneumonia, HCAP)이라는 개념도 주요 이슈로 대두되고는 있으나, 이는 꼭 병원에 입원해 있지 않아도 적용되는 식으로 범위를 너무 넓게 잡았다는 게 문제다. 그래서 솔직히 HCAP 개념으로 원내 폐렴에 대해 접근하고 싶지는 않다.

이제부터는 원내 폐렴=VAP라고 설정하고 진행하기로 하겠다.

VAP은 진단과 치료 양 측면에서 우리가 딜레마에 빠지게 만든다.

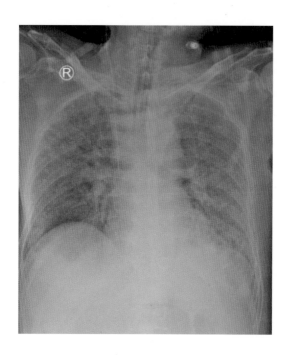

*진단의 딜레마

먼저, 진지하게 묻노니,

그대는 VAP를 속 시원하게 정의 내릴 수 있는가?

공식적인 정의는 기관지 삽관을 하고 48시간이 지난 후에 생기는 원내 폐렴이다. 인공 호흡기 달고 첫 96시간 이내에 생기면 조기 VAP이고, 이후에 생기면 만기 VAP이다. 굳이 이렇게 나누는 이유는 후자에서 다제 내성균이 원인일 확률이 높아 항생제 선택에 영향을 주기 때문이다.

좀 더 깊이 들어가 보자.

그렇다면 '폐렴'이라는 판단은 어떻게 하는가?

크게 세 가지 영역을 지표로 삼는다.

✔ 촬영을 해 보면 폐에 새로운 침윤이 발견된다.

✔ 임상 양상을 보면 발열, 진하고 누런 가래, 혈액 검사에서 백혈구 증가 소견을 나타낸다.

✔ 객담 배양 검사에서 균이 나온다.

.... 과연 이걸로 폐렴이라고 결론을 내릴 수 있을까?

이상의 소견들은 폐 부종, 무기 폐, 폐 혈전증, 성인 호흡 곤란 증후군(adult respiratory distress syndrome, ARDS), 폐 출혈 등 폐렴이 아닌 다른 질환에서도 얼마든지 나타날 수 있다.

배양에서 원인 균이 나왔다고?

그게 진정한 원인균인지 아니면 평소 살던 원주민이었는지 누가 장담할 수 있는가?

폐 촬영 소견에 임상 양상을 3가지 다 반영하고, 배양까지 맞아야만 VAP으로 결론 내는 식으로 엄격함을 더 하면 특이도는 분명히 100%에 수렴할 정도로 좋아지겠지만, 그 대신 민감도가 10%대로 형편없이 바닥을 친다.

임상에서 가장 중요한 순간은 '뭔가가 잘못되었음'을 빨리 인지하고 신속하게 대처해야 하는 것이기에, 민감도가 바닥을 치는 진단 기준은 아무 쓸모가 없으며 심지어 위험하기까지 하다.

따라서 이 세 가지 영역으로 VAP이라 단정하기가 용이하지 않은 것이다.

이렇듯 VAP 판단이 어렵기 때문에 이를 타개하기 위한 방안들이 강구되었다.

그 중 하나가 clinical pulmonary infection score (CPIS) 이다.

체온, 백혈구 수, 기관 분비물 여부, 산소 상태, 흉부 X-ray 촬영 소견, 기관 분비물 배양 결과(반 정량적), 이상 여섯 가지 요소에 각각 0에서 2점까지 점수를 설정해서 계산을 한다.

역시 인터넷에 계산을 제공해 주는 곳이 널려 있다.

예를 들어 여기:

https://www.mdcalc.com/clinical-pulmonary-infection-score-cpis-ventilator-associated-pneumonia-vap

만약 6점이 넘어가면 폐렴 쪽에 더 가깝다고 판단한다. 그러나, 이 또한 민감도와 특이도가 40% 후반에서 60% 선으로 썩 신통치는 않다.

그래도 전혀 근거 없이 VAP을 판단하는 것보다는 비교적 합리적이기 때문에 사용을 한다.

이래저래 VAP 여부를 판단하는 것은 참으로 높은 벽이다.

*치료의 딜레마

VAP는 그람 양성, 음성균이 모두 원인으로서 강력한 후보이고, 설상가상으로 다제 내성까지 갖춘 균일 가능성이 높다. 따라서 원인균이 무엇인지 완전히 밝혀지기 전까지 사용하는 항생제는 이 범위들을 다 포괄할 수 있어야 한다. 여기서 또 딜레마가 나온다.

현 시점에서 VAP를 치료하기 위한 경험적 항생제의 조합은 다음과 같이 권장되고 있다.

먼저 *Pseudomonas aeruginosa*를 포함한 그람 음성균을 대적할 항생제를 골라야 한다.

소위 말하는 antipseudomonal antibiotics다.

이는 antipseudomonal-quinolone이나 -aminoglycoside 중에서 하나, 그리고 antipseudomonal beta-lactams (cephalosporin, carbapenem 포함) 중에서 하나를 선택해서 두 개를 조합하여 투여한다.

그런데, 그람 양성균(사실상 MRSA)는 무시할 자신이 있는가?

그래서 vancomycin이나 linezolid를 추가한다.

자, 항생제 가지 수를 세어보자.

무려 세 개나 된다.

왜 세 개나 되는지는 이미 충분히 설명이 되었지만, 정말 이것이 옳은 방침인지에 대해서는 일말의 찜찜함이 남는다. 과연 항생제를 융단 폭격하는 것이 능사일까?

내 학창 시절엔 홍콩 무술 영화가 할리우드 영화 못지 않게 대인기였다.

60년대는 역시 왕우와 깡따위로 대표되는 장철이나 호금전 감독류의 칼 싸움 영화가 주류였고,

70년대 초에는 이소룡이 나타나 단 네 편의 권격 영화로 전 세계를 들었다 놓은 후 불꽃 같이 사라진다. 이후 스타가 사라진 홍콩 영화는 70년대 말에 성룡의 등 장까지 기다려야 했다.

그런데 바로 그 이소룡 사후부터 성룡의 등장 사이에 나온 영화들을 보면 나름 공통점이 있었다.

하나같이 반청복명을 주장하며 청나라 관료들에게 저항하는 내용들이었다.

전형적인 작품을 예로 들자면 '소림사 18동인'이 있다.

그리고 또 한 가지 공통점이자 클리셰는 항상 마지막에 청나라 고수 관료 (왜 청 나라 공무원은 무술까지 잘 할까?)에 대항해서 주인공 혼자 싸우지 않고 둘 이 상의 동료들이 합동하여 다대일로 최종 결투를 한다는 점이었다.

이는 외팔이라는 핸디캡에도 불구하고 칼을 휘둘러 수십 명을 도륙하던 왕우나, 두 주먹과 쌍절곤으로 일본 도장 원생들 수십 명을 쓸어버리던 이소룡같이 카리 스마 넘치던 슈퍼 히어로가 없었기 때문에 고안해 낸 고육지책이었다고 추정한 다. 멀티 주인공 체제.

조금 비겁해 보이긴 했지만 어쩌랴? 상대는 절정 고수이고 아무리 주인공이라

해도 힘이 딸리는데.

그런 면에서 어쩌면 매우 합리적인 선택이었다고 볼 수 있다.

병원체와의 싸움에서 두 개 이상의 항생제를 조합해서 대항하는 것도 이러한 사고 방식과 크게 다르지 않다.

상대할 병원체들이 막강하니 하나보다는 두 개, 세 개를 쓰면 좀 더 낫지 않을까 하는 생각 말이다.

이것을 combination therapy라고 한다.

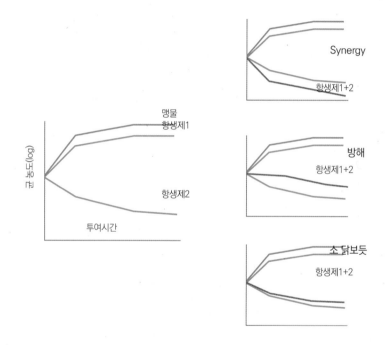

단, 조합을 하되 서로 합이 잘 맞는 항생제들끼리 짝을 지어줘야지, 잘못 매치 시켜서 동선이 겹치면 서로 방해만 되어, 혼자 싸우는 것만 못한 결과가 초래될 수 있다. 전자의 경우를 synergy라 하고, 후자의 경우를 antagonism(길항)이라 한다. 둘이 힘을 합했어도 각자 일대일로 싸우는 것과 별반 차이가 없으면 indifference라 한다.

따라서, 항생제의 조합은 synergy가 잘 된다는 목적에 충실해야 한다.

무엇보다 같은 class의 항생제, 예를 들어 beta-lactam 항생제 2개를 동시에 쓴다던가 하는 것은 사실상 금기이다.

조합을 하는 이유로, 앞서 언급한 홍콩 반청복명 영화식의 힘 합치기나, synergy 효과때문만이라고 근거를 들기에는 아직은 설득력이 약하다. 이유를 좀 더 들어보자.

*목숨이 경각에 달린 환자(a critically ill patient)의 치료를 위해

원인균이 아직 뭔지 밝혀지지 않았지만, 그 결과를 기다리기엔 주어진 시간이 얼마 없는 긴박한 환자라면 대개 용인이 될 것이다. 그 정도 상황이라면 당연히 그람 양성, 음성 모두 포괄하는 광범위 항생제 쓰자는데 이견을 보일까?

단, 배양 결과가 나와서 정체가 밝혀지면 이에 맞춰서 재 조정(streamlining, de-escalation)해야 한다는 전제 하에서다.

*2가지 이상의 세균에 의한 감염에

두 가지 이상의 세균이니 항생제도 두 가지 이상을 쓴다. 그런데, 얼핏 보면 당연할 것 같지만, 사실 하나 갖고도 제압이 되는 경우가 더 많다. 대표적으로 피부 연조직 감염이 그러하다. 그러나 복강 내 감염이나 당뇨에 의한 발 감염증 같은 경우는 역시 2개 항생제를 조합하는 것이 맞지만, 그래도 3- 혹은 4-세대 fluoroquinolone, beta-lactam+beta-lactamase 억제제 하나로도 어느 정도 치료는 된다.

선택은 담당 주치의의 재량이다.

그리고 마지막으로 가장 매력적인 근거를 들기로 하겠다.

*내성균 등장을 막기 위해.

정말 매력적이다. 그러나 논란이 되는 주제이기도 하다.

대표적인 것이 항결핵제, 항에이즈 약제 조합이다.

전제는 항생제를 단독으로 쓰면 내성이 유발된다는 점에 두고 있다.

대표적인 약제가 rifampicin이나 zidovudine 같은 약일 것이다.

그렇다면 왜 항생제를 조합해서 사용하면 내성 균주 출현의 싹수를 아예 없애버릴 수 있다는 걸까?

이론적으로, 특히 in vitro에서 mutant selection window (MSW, 내성 돌연변이가 선택되어 출현하는 영역)와 mutant prevention concentration (MPC, 내성 돌연변이의 대두를 원천 봉쇄시킬 수 있는 항생제 농도) 개념으로 설명될 수 있다.

항생제가 균에 잘 듣는지 보는 지표인 최소 억제 농도(minimal inhibitory concentration, MIC)에서는

'대체로' 대부분의 세균을 죽이거나 억제하는 데 성공하는 최소 농도이다.

여기서 '대체로'에 주목하자.

공략하는 세균들의 100%를 제압한다는 뜻이 아니다. 예를 들어 세균이 1억 마리쯤 있다고 하면 이 MIC에서 거의 다 몰살을 하더라도 약 만 마리쯤은 악착같이 살아남는다. 1억 마리들이 모두 하나같이 똑같은 쌍둥이일 리가 없고, 개중에는 삐딱한 돌연변이가 어느 정도는 있을 테니까.

어찌어찌 살아남은 그들은 재기를 하기에 태 부족이라 그냥 스러져 갈 수도 있지만, 만약 증식을 하는 데 성공한다면?

그들이 바로 선택에 의해 적자 생존으로 살아남는 내성 돌연변이들이다. 이들의 숫자가 늘어나서 인체를 위협할 수준까지 세력이 거대해지면 그게 바로 치료 중에 생기는 항생제 내성 상황인 것이다.

실제로 어느 균을 키운 후에 항생제를 가한 후 시간 경과에 따라 살아남는 균의 수를 측정해 보면 다음 그래프와 같이 나온다.

MIC 를 기점으로 균의 숫자는 왕창 줄어들지만, 다 죽지는 않으며, 어느덧 숫자가 일정하게 평지를 이루는 지점까지 온다.

그러다가 항생제 농도를 올리면 또한 어느 순간에 급격히 전멸하는 지점이 온다.

MIC부터 시작해서 평지를 이루는 구간이 바로 내성 돌연변이들이 살아남아 악착같이 버티는 곳이다.

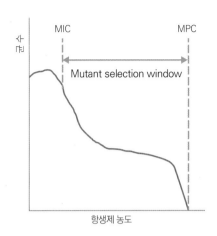

그것이 바로 mutant selection window 이다.

그리고 마지막으로 전멸하는 시점의 항생제 농도가 바로 MPC 이다.

이것만 보면 항생제 하나만 가지고 MPC 이상의 농도를 만들면 내성 출현을 사전에 방지할 수 있지 않냐는 생각을 할 수도 있다.

하지만, 죽여야 할 세균 수에 비해 소수 민족에 가까운 내성 돌연변이를 잡겠다고 정량보다 훨씬 대용량의 항생제를 투입한다?

과유불급이라.

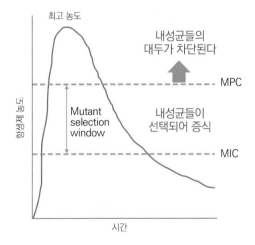

그런 식으로 대응하면 항생제는 이미 항생제가 아니고 과량의 독약이 된다.

그렇다면 대안은?

다른 class의 항생제를 합세시켜서 패잔병 잡듯이 내성 돌연변이들을 잡으면 말끔히 해결된다.

이것이 바로 항생제를 조합하는 또 하나의 굳건한 이론적 토대이다.

자, 이렇게 해서 combination therapy는 확실하게 기반을 다졌다.

이제는 안심하고 항생제를 조합해서 융단 폭격을 하자.

... 라고 결론을 내릴 수 있을까?

이론적으로는 하자가 없으나, 실제로 임상에서 수없이 많이 검증된 바에 의하면 의외로 우월하지 않다는 보고들이 많다.

실험실에서야 깔끔하게 세균과 항생제와의 싸움으로 검증한 것인 반면에, 인체라는 게 그리 단순한 무대인가?

실험실에서 접할 수 없는 각종 변수들이 작용해서 결과에 많은 변동을 초래하는 탓이다.

자, 그럼 다시 VAP으로 돌아와 보자.

각종 지침이나 교과서에서는 2개 class의 antipseudomonal 항생제와 1개의 glycopeptide (vancomycin)을 조합해서 융단 폭격을 하라고 권하고 있다.

공식화 되어 있는 지침이라 반박을 할 생각은 없다.

하지만, 내 개인적인 입장에서는 2개 class의 항 그람음성균(녹농균 포함) 항생제를 쓰는 것까지는 용인하겠으나, 초장부터 vancomycin을 추가하는 것에 대해서는 심하게 불만을 가지고 있다.

그람 음성균을 잡는 항생제에 비해 MRSA를 잡는 무기는 그리 많지 않기 때문이다.

결국 지침은 안내자이자 권장 조언 사항이지 금과옥조의 의무 조항은 아니므로, 각자 처해 있는 임상 상황에 따라 알아서 재량껏 판단해야 할 것이라고 생각한다.

22. 비정형 폐렴

폐렴은 발열과 더불어 가래를 동반한 기침과 호흡 곤란을 전형적인 증상으로 하며, 갑자기 시작된다.

예를 들어 폐렴알균에 의한 폐렴 환자는 "어제 저녁에 식사를 하고 TV를 보는데, 아홉시 뉴스 끝나고 드라마 시작하기 전, 약 아홉 시 오십 분에 갑자기 열이 나면서.."하는 식으로 매우 정확하게 시작 시각을 진술하는 경우가 빈번하다.

그런데 이와는 달리, 언제 어떻게 시작했는지 모르게 슬금슬금 몸이 며칠째 안 좋다가 은근 슬쩍 폐렴 증상으로 변해 가면서 어느 틈에 깨닫고 보니 열 나고 기침, 가래가 나오더라 하는 식의 환자들도 꽤 된다.

그리고 폐렴인 주제에 배 아프고 설사하거나, 머리가 아프거나, 관절이 쑤시거나 하는 증상이 동반되기도 한다.

이는 전형적인 폐렴과는 다르기 때문에 비전형성 폐렴, 혹은 비정형 폐렴(atypical pneumonia)로 분류된다.

그냥 증상만으로 차별화 하는 것이 아니고, 정형 폐렴과는 원인 병원체가 다르다.

비정형 폐렴의 원인 병원체는 세포 안으로 들어가서 죽지 않고 살아 남아 말썽을 부리는 세포내 감염(intracellular infection)의 범주에 해당한다. 세포내 감염이라 하면 가장 대표적인 것이 바이러스이고, 세균으로 보자면 *Mycoplasma pneumoniae, Legionella pneumophila, Chlamydia pneumoniae* 등이 이 범주에 해당한다.

비정형 폐렴은 1938년에 Hobart Reimann 등이 자기 환자 7명을 대상으로 자세히 기술하여 발표한 것이 아마 공식 기록된 자료로서는 최초일 것이다. Germ theory가 태동한 이래 신나게 발견되던 세균들과는 뭔가 다른 원인균이라고 다들 추정하고 있었으며, 결국 1944년에 *M. pneumoniae* (Eaton agent)가 발견되면서, 비정형 폐렴의 실체가 밝혀지기 시작한다.

*M. pneumoniae*는 세포벽이 없어서 아예 그람 염색이 안 되고, 크기 또한 작아도 너무 작아서 한 때 바이러스로 오인되기도 했다.

한편, 이보다 1년 앞서서 1943년에 Finland 등이 IgM 덩어리인 cold agglutinin을 발견하는데, 다들 아시다시피 이 물질은 결국 *M. pneumoniae*와 연관되어 진단 수단이 된다.

그리고 그 유명한 레지오넬라증(Legionellosis)가 70년대 중반에 대두된다.

Legionellosis는 재향 군인병(Legionnaires' disease)과 폰티악 열(Pontiac fever: 이건 폐렴은 동반되지 않는다)를 통칭하는 용어다.

여기서 철자 주의!

Legionnaire's 가 아니고 Legionnaires' 이다.

Legionnaire는 리져네어로 발음하면 되며, '네'에 액센트 줘서 발음하면 비교적 본토 발음이 된다.

주로 프랑스 외인부대의 부대원을 뜻하는데, 어원은 로마 제국 시절 대략 오천명 정도로 구성된 군단을 legion이라 부른 데서 유래하였다. Legion하면 성경 마르코 복음서 5장 9절의 에피소드가 잘 알려져 있다. 이 구절은 윌리엄 피터 블래티가 썼고, 특히 영화로 유명한 '엑소시스트'의 원작 소설 도입부에도 적나라하게 인용되어 있다.

수천 마리의 마귀들이 한 사람에게 들려 있었는데,

예수님께서 그에게 "네 이름이 무엇이냐?"하고 물으시자, 그가 "제 이름은 군대입니다. 저희 수가 많기 때문입니다."하고 대답하였다.

"My name is Legion, for we are many."

 그리하여 예수가 마침 근처를 지나던 돼지 떼로 마귀를 쫓아냈고, 돼지 떼는 그 즉시 강물로 뛰어들어서 자살했다는 이야기다.

Legionellosis는 잘 알려져 있다시피, 1976년 필라델피아에서 열렸던 재향 군인회에 참석한 무려 221명이 한꺼번에 폐렴에 걸려서 이 중 34명이 목숨을 잃은 사건이 시초이다.

원인균은 비교적 빨리 밝혀지는데, 그 비극이 지나가고 약 반 년 만에 미 질병관리본부의 Joseph McDade와 Charls shepard가 규명했다. 당시 병에 걸렸던 재향 군인들의 수가 워낙 많았다고 생각했는지, 이백여 명이었지만 수천 명의 군단으로 간주하여 Legionella라는 이름을 붙였다.

Legionella 균은 평소엔 물 속에서 암약하는데, 아쿠아맨처럼 유유히 헤엄치며 사는 것이 아니고 아메바 세포 안에 들어가 안전 가옥을 만들어 안락한 환경에서 세포 하나 당 천여 마리씩 증식을 하고 있다. 거기에다가 오랜 시간이 지나면서 형성되는 biofilm 안에서 은거를 함으로써 더더욱 여유 있는 삶을 즐긴다.

이 균이 인체 내로 들어가면 오히려 식균 작용을 하라고 아주 도발을 한다.

왜 그러는지 눈치를 챘겠지만, 인체 면역 세포들이 꿀꺽 자기를 삼켜 주셔도 믿는 구석이 있기 때문이다.

간략하게 말하자면, 이들은 평소에 이미 아메바와 합을 맞춰 본 솜씨가 있기 때문에, 이를 십분 발휘해서 세포내 생존왕이 되는 것이다. 생존하는 방법은 충분히 예상할 수 있다.

식균 후 균을 가두어 놓는 식소포(phagosome)가 무서운 lysosome과 융합되어 세균을 녹여야 하는데, 바로 이 융합을 못하게 하고, 사형 집행 과정인 oxidative burst도 작동을 못하게 한다. 그 결과, 식균 세포는 더 이상 신체 방위군의 정체성을 잃어버리고, 병원체의 택시 역할로 전락하는 것이다. 또한 식균 세포와 병원체가 오랜 시간 지내다 보면, 오작동에 가깝게 cytokine이 잔뜩 분비되고, 그 결과 호중구를 비롯한 염증 세포들이 동원되어 와서 폐렴이 진행된다.

조금씩은 차이가 있겠지만 이는 M. pneumoniae나 Chlamydiae pneumoniae도 병리 기전이 대동소이하다.

앞서 언급했듯이 비정형 폐렴은 폐 이외의 장기에서도 질병 양상을 나타낸다.

혈관이 막히거나 좁아져서 손 끝이 퍼래지는 Raynaud's 현상이라던가, 심장의 염증, 그리고 뇌염이나 수막염, 길랑 바레 증후군 같은 신경학적 질환(의외로 종종 있다. 하다 못해 머리라도 아프다.) 등이 좋은 예다. 재수 없으면 치명적일 수도 있는 다형성 홍반(erythema multiforme- 주로 *M. pneumoniae*), 횡문근 융해증, 급성 사구체 신염, 용혈증 등도 동반될 수 있다.

폐렴 하나도 골치 아픈데, 대체 왜 다른 장기까지 말썽일까?
사실 이건 폐렴뿐만 아니라 세포내 감염 질환 모두에서 나타날 수 있는 것이다.
아마도 비겁하게 몸을 세포 내로 숨기면서 그 세포로 하여금 염증 유발성 cyto-kine을 무분별하게 분비하도록 배후 조종한 탓이 아닐까 하고 추정되고 있다. 세포가 병변 부위에만 국한하지 않고, 멋도 모르고 전신을 돌아 다니다 보니 여기 저기 들쑤시게 되는 것이다. 또한 분자 수준에서 정상 신체 세포와 모습이 유사하여 마치 자가 면역 질환 기전 같은 일이 벌어지는 것도 일익을 담당할 것이고, 특히 염증의 핵심 전쟁터인 혈관에 염증과 혈전 등의 형성을 조장하여 해당 장기에 해를 끼치는 것도 요인으로 작용하는 것으로 추정된다.

정형이냐 비정형이냐를 구분하는 것은 분류 자체에 의미가 있다기 보다는 임상 적인 의미가 더 크다.
한 마디로, 치료 방침이 다르기 때문이다.

비정형 폐렴 원인균 중에 어떤 것은 세포벽이 없다.
또한 세포 안에서 죽지도 않고 잘도 암약하고 있다.

그렇다면 세포벽에 작용하지 않으면서, 세포 안으로 충분히 잘 들어가는 항생제를 선택해야 한다.
그것이 바로 macrolide, quinolones, tetracycline 인 것이다.

실제 임상 상황에서는 정형인지 비정형인지 칼로 무우 베듯이 확실하게 구별이 되지는 않는다.
그래서 항생제 선택 시에는 양 쪽 모두 대처할 수 있게 양다리를 걸치게 된다.
정형을 치료하는 beta-lactam 항생제와 비정형을 처리하는 macrolide를 같이 주는 것이 대표적 예이다.

23. 발치하면 만병통치가 될까-Focal infection theory

앞서 다룬 비정형 폐렴의 개념을 처음 제시한 Hobart A Reimann은 감염의 역사에서 또 다른 뚜렷한 족적들을 남긴 분이다.

불명열의 원인 중 하나로 자연 발열에 가까운 질환인 가족성 지중해 열(Familial Mediterranean fever)을 정리했는데, 그는 이를 주기열(periodic fever)로 명명하기도 하였다.

또 하나가 20세기 초까지 크게 선풍적 인기를 끌었던 focal infection theory(국소 감염 이론)을 과학적 검증으로 끝장내버린 것이었다.

국소 감염 이론은 구강 미생물학의 위대한 시조 격에 해당하는 Willoughby Dayton Miller가 19세기 말에 주창한 매우 매력적인 병인론이었다. 이 설은 20세기 초에 영국의 외과 의사인 William Hunter가 더욱 강화를 하면서 한 시대를 풍미한 이론으로 자리 잡는다.

요약하자면 다음과 같다.

신체 어느 부위에 국소적인 감염이 생기면, 이로 인한 염증이 나비 효과처럼 널리 파급되어 결국 전신 염증 질환을 빚어낸다는 것이다. 시작점은 평소에도 세균이 북적거릴 수 있는 곳이 확률이 높은데, 예를 들어 창자나 편도 등이 있고, 특히 치아와 잇몸이 대부분의 비중을 차지한다.

오늘날 사전 지식 없이 이 설을 접하면 별 거부감 없이 받아들일 수 있을 것이다.

"아, 치아에 세균이 감염되면 결국 전신으로 퍼지는 패혈증으로 발전할 수도 있지."하면서 말이다.

그런데, 조금만 더 자세히 들어보면 그게 아니라는 건 알 수 있다.

이 설이 주장하는 '전신 질환'은 '전신 감염 질환'이 아니고 '전신 염증 질환'을 일컫는 것이다.

예를 들어 류마티스 관절염, 당뇨, 심장 및 관상동맥 질환, 신장염, 정신 질환 등등.

이쯤 되면 '어?' 하면서 선뜻 받아들이기가 어렵다는 생각이 든다.

그러나 20세기 초 당시에는 정말로 매력적인 이론으로 각광을 받는다.

왜냐하면, 당시까지만 해도 원인이 밝혀지지 않은 다양한 질환들이 바로 이 focal infection theory로 다 설명이 되는 편리함 때문이었다.

문제는 이론 내지 가설로서 학자들의 논쟁 거리로 그친 게 아니었다는 데 있다.

당신이 그 시대 사람이었다면, 질환들 대부분의 원인이 치아나 잇몸 감염 질환 때문이라고 설명이 될 때, 치료 수단으로 어떤 방법을 강구해 내겠는가?

제거해 버리면 만사 다 해결되지 않겠는가?

그래서 당뇨 환자, 관절염 환자, 심지어 정신 지체나 정신 질환 환자들 등을 대상으로 발치나 편도 절제술이 필요 이상으로 많이 행해진다.

놀랍게도 이 열풍은 거의 30여 년간 지속되었는데, 그 동안에 수도 없이 많은 과학적 검증들을 행하던 비판론자들의 목소리가 조금씩 커지기 시작하다가 드디어 1940년에 Reimann 등이 focal infection theory가 과학적인 기반이 없으며, 따라서 그 어떤 만성 염증 질환도 발치 등으로 해결되는 것은 사실상 없다는 결론을 내리고 관 뚜껑에 못을 박아 버렸다.

이를 기점으로 focal infection theory와 발치의 열풍은 식어가기 시작한다.

그래도 다시 돌이켜보면 이 이론은 참으로 매력적이긴 하다.

그래서 그런지 오늘날 이 이론에 대한 재평가가 다시 행해지고는 있다. 물론 20세기 당시의 미약한 기반에 근거한 것이 아니고, 그 동안 쌓인 염증의 병리 기전을 바탕으로 보다 합리적인 이론으로 다듬어지고 있지만.

국소 감염 이론이 맞건 틀리건, 한 가지 확실한 것이 있다.
평소에 치아와 잇몸 관리를 잘해야 한다는 것.
지금 이 글을 쓰고 있는 요즘, 내 치과 주치의 선생님께 잇몸 치료와 신경 치료를 받고 있는 중이라 더더욱 절감하고 있기 때문이다.
평소에 하루 세 번 열심히 이 닦고, 6개월~1년에 한 번씩 스케일링 받는 것은 나이를 먹을수록 철저하게 준수해야 한다는 사실.
나중에 필자처럼 후회하지 말고.

그러나, 솔직히 치아/치주 감염 질환이 관절염이나 당뇨, 심근 경색 등을 일으킨다는 것은 인과 관계 면에서 많이 미흡한 게 사실이다.
예를 들어 당뇨 환자가 잇몸 질환에도 시달리는 경우가 많지만, 잇몸 질환이 당뇨를 일으켰을까, 아니면 당뇨 때문에 모든 게 무너져서 잇몸 질환까지 생겼다는 것이 더 합리적인 설명일까?
나는 당연히 후자를 택한다.
그나마 인과 관계를 인정해 볼 수 있는 건 전신 감염 질환일 것이다.
치아와 잇몸에서 횡포를 부리는 세균이 점막을 통과해서 전신으로 흘러 들어가 감염 질환을 일으킬 수 있다는 사실에 이의를 달 이는 없다고 본다.

대표적인 것이 바로 감염성 심내막염이다.
말이 나온 김에 이번엔 감염성 심내막염을 다루어 보기로 하자.

24. 심내막염은 심장병인가

풋내기 전공의 시절을 보낸 80년대에는 폐렴, 수막염, 장티푸스가 주로 흔한 감염질환이었던 반면에 심내막염은 그리 자주 보는 질환은 아니었다. 그래서 개인적으로 심내막염은 희귀 질환에 가깝다고 감을 잡고 있었다.

그러나 지금 와서 보면 잘못 인지했던 것이 아닌가 하는 생각이 든다.

80년대에는 지금처럼 심 초음파가 어느 병원에서나 활발하게 행해지던 시대는 아니었다.

감염내과 전문의도 전국에 열 명도 채 안 되던 시절이기도 했다.

아마도 그람 양성균 균혈증 환자들 중에 미처 잡아 내지 못했던 심내막염이 적지 않게 있지 않았을까 하는 생각이 든다.

통상적으로 교과서에서는 포도알균 균혈증 환자들 3명 중에서 1명 꼴로 심내막염이 동반될 확률을 가진다고 한다. 요즈음은 균혈증이라고 무조건 심 초음파를 해야 하느냐는 연구들이 나오고는 있지만, 임상에서 겪어온 주관적인 감으로는 실제로 1/3 정도의 확률이 맞는 것 같다. 그래서 심 초음파 신중론에 개인적으로는 반감이 많다.

임상가는 그 어떤 질환에 대해서도 비관적인 관점으로 접근하는 제1종 오류의 정신에 철저해야 한다는 신조 때문이기도 하다.

그래도 심내막염은 흔한 질환은 아니다.

왜냐하면 다음과 같은 우연들이 연속해서 겹쳐야 비로소 성립되는 질환이기 때문이다.

먼저 심장 판막이 손상되어 있어야 심내막염 생성 조건이 마련된다.

이는 균 자체가 손상시킬 수도 있고, 판막 주변의 혈류가 격랑이 되어 맹렬하게 판막을 때려댐으로써 생길 수도 있다. 어쨌든 크건 작건 손상되어 있는 게 전제 조건이다. 그래야 뭔가가 와서 자리를 잡을 조그만 틈이나마 마련되니까.

그와 거의 동시에, 자리를 잡은 후에 그 위를 fibrin 등의 물질로 재빨리 덮어 써야 한다(nonbacterial thrombotic endocarditis, NBTE). 만약 늦으면 자리 잡은 것도 잠시, 곧장 다시 쓸려 나간다.

그 다음으로 병원체가 그 자리에 도달해야 한다.

초스피드로 휙휙 지나가는 혈류에 몸을 맡긴 병원체가 바늘 구멍 같은 판막 손상 부위에 자리를 잡는다? 이것 또한 쉬운 일이 아니다.

마지막으로, 도달한 병원체도 아무나 정착하는 게 아니다. 포도알균이나 장알균, 사슬알균, 곰팡이균 등 일부 몰지각한 소수의 종들만이 심장에 정착한다.

딱 봐도 이 불행한 일들이 서너 개씩이나 연속으로 일어난다는 것은 쉽지 않으니 그리 흔하지는 않은 게 당연하다. 그러나 희귀 질환은 결코 아니며, 수 많은 수수께끼의 불명열 원인 질환들 중 당당히 상석을 차지하고 있다는 사실을 명심해야 할 것이다.

과거에는 심내막염을 급성과 아급성으로 분류했었다. 이러한 분류법은 알고 보면 무시무시한 면을 내포하고 있다. 얼핏 보면 갑자기 생겼거나, 시름시름 앓다가 발생했다는 뜻으로 보기 쉽지만, 사실은 사형 집행 날짜를 점지해 주는 의미에 가까웠기 때문이다. 왜냐하면 급성, 아급성을 나누던 시절에는 변변한 항생제가 없었거든.

급성은 이름 그대로 고열과 각종 증상에 전격적으로 시달리다가 순식간에 사망한다는 의미였다. 아무리 길게 가도 6주를 못 넘겨서 죽으면 급성 심내막염이었던 것이다. 보통 원인균이 *Staphylococcus aureus*, *Streptococcus pyogenes*, *Streptococcus pneumoniae*가 주류였다. 균 면모를 보면 이렇게 전격 진행되는 게 충분히 이해될 것이다.

아급성은 6주를 넘기거나 3개월을 못 버티는 경우를 일컬었다. 3개월을 넘기면 만성이라고 했지만, 크게 봐서 다 아급성으로 분류했다. 보통 발병 전 선천적이 거나 류마티스열 등 이미 심장 판막에 문제가 있었다는 전제 상황이 있곤 했다. 주요 원인균은 viridans streptococci 였다.

아급성 심내막염 하면 대표적인 유명인이 바로 음악가 구스타프 말러다. 그는 유년기에 류마티스열에 의한 심장병을 앓고 있었으며, 뉴욕 필 교향악단을 지휘하던 최전성기에 하필 viridans streptococci에 의한 심내막염을 앓게 된다. 그의 주치의가 바로 그 유명한 Emanuel Libman −심상성 루푸스에 합병되는 Libman-Sacks 심내막염의 그 Libman 맞다− 이었다. 그는 권위 있는 의사이자 훌륭한 피아니스트이기도 해서(정말 신은 불공평하다) 말러와 친분이 깊었다. 그런데 그는 말러에게 앞으로 6개월을 넘기지 못할 것이니 주변을 잘 정리하라고 했다 한다. 하긴 20세기 초였으니 심내막염은 거의 암에 가까운 시한부 선고였으니까. 결국 그는 비엔나로 가서 정말로 6개월에 접어들면서 51세의 나이로 생을 마감한다. 당시 말러는 제10교향곡을 작곡 중이었으나 미완성으로 남게 된다. 이리하여 음악의 대가들은 교향곡 아홉 수를 넘기지 못한다는 징크스도 그대로 지켜졌다.

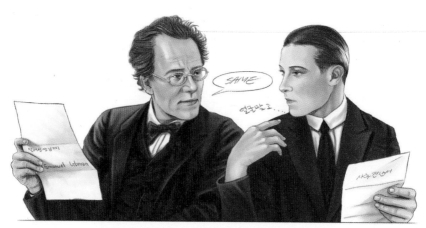

(좌: 구스타프 말러, 우: 루돌프 발렌티노 − 출처 Wikimedia)

말러 이외에도 심내막염으로 생을 마감한 유명인들은 꽤 많다. Alzheimer 병으로 유명세를 떨친 신경병리학의 아버지 Alois Alzheimer나 20세기 초반 많은 여성들을 설레게 했던 전설적인 꽃 미남 배우 루돌프 발렌티노도 심내막염으로 세상을 떠났다. 특히 발렌티노는 당시 불과 31세였으며 충수염과 위궤양 천공으로 수술을 받은 후 사망했다. 사후 폐렴과 더불어 심내막염도 발견되었다고 하며 아마도 이것이 주요 사인이었을 것으로 추정되었다.

급성과 아급성 분류법은 일부 세균에만 국한된 것이어서 이 세균들 이외의 병원체들은 전혀 반영되지 못하였기 때문에 완벽하지는 않았다. 오늘날에는 급성이고 아급성이고 없이 원인 병원체에 따라 분류를 하고 있다.

심내막염은 이름 그대로 심내막에 병변이 생긴다. 그리고 대부분은 판막에 병변이 달라 붙어 세력을 과시하고 있다. 물론 chorda tendinae나 내벽에 달라 붙은 경우도 있지만 사실상 거의 다 판막에 병변이 자리 잡는다. 왜 그런지는 그리 어렵지 않게 추론할 수 있다. 판막 자체에 문제가 있으니까 혈소판, 혈구, 궁극적으로는 병원체까지 자리 잡기 좋기 때문이다. 그리고 또 한 가지 이유가 있다.

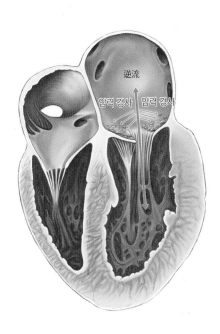

바로 벤튜리 효과(Venturi effect)이다.

예를 들어 승모판 부전증으로 혈류가 심방 쪽으로 역류를 할 경우를 살펴 보자. 역류하는 혈류 자체는 강한 압력으로 심방을 향해 뿜어 나갈 것인데, 그 혈류 주위는 상대적으로 압력이 떨어진다. 그리하여 높은 압력을 지닌 혈류와 낮은 압력으로 강등된 심방 사이에 압력 경사가 자연스럽게 조성된다. 항상 물질의 운동은 높은 곳에서 낮은 곳으로 이동하는 법. 그래서 심내막염을 이루는 병변은 승모판의 심방 영역에 모이게 되는 것이다.

같은 이치로, 대동맥 판막 부전증의 경우는 심실 영역에 병변이 조성되곤 한다.

이렇게 감염성 심내막염은 심장에 균들이 똬리를 튼 질환이다.

그런데 말입니다.

실제 심내막염 환자가 심장 증세로 내원하는 경우는 의외로 많지 않다.

대부분은 장기간 원인을 알 수 없는 고열로 온다. 그 다음은 신경외과나 신경과 선생님들이 먼저 마중 나와야 할 뇌졸중 같은 신경학적 이상 증상으로 많이 온다. 그 다음은 고열이 있으면서 몸 여기 저기에 피부 발진 같은 것들이 보인다. 소위 말하는 Osler node나 Janeway lesion 되시겠다.

정작 심장 이상으로 오는 경우는 별로 없다.

고열에다가 심장 소리 청진해서 심 잡음(murmur)이 들리면 심내막염이라고? 정말 미안하지만, 심 잡음이 들리는 경우는 거의 없다. 교과서에서는 30% 선으로 기술되어 있지만, 개인적인 경험상으로는 거의 없었다. 만약 들린다면 그건 진짜로 심각하다고 봐도 된다. 심장 판막에 세균 덩어리가 자리 잡고 앉은 정도의 수준을 넘어서서 아예 판막이 너덜너덜 망가졌음을 의미하기 때문이다. 다시 말해서, 내과의 손은 이미 떠났고, 응급으로 흉부외과 선생님들이 수술을 해 주셔야 하는 위급한 상태라는 말씀이다. 이에 대해서는 나중에 다시 다루기로 하겠다.

이쯤 되면 한 가지 반문하고 싶은 것이 있다.

감염성 심내막염은 심장 질환인가?

순환기 내과 선생님들께는 죄송하지만, 감염내과의 입장에서 심장은 큰 혈관(a great vessel)에 가까우며, 심 내막염은 균혈증이 있으면서 전신 패혈성 혈관 색전증이 동반된 질환(bacteremia with systemic septic embolization)으로 간주한다.

물론 심부전증이나 부정맥, 혹은 수술이 필요할 정도로 판막이 손상되면 감염내과의 영역을 벗어난다.

사실상 이 경계선을 넘는지 여부를 정확하게 판단하고 신속히 조치하는 것이 감염내과의 의무인 것이다.

오늘날 심내막염은 불명열 내지 균혈증(특히 포도알균, 사슬알균) 일 때 심 초음파 등의 진단 수단을 동원해서 진단을 한다. 그런데 문득 돌이켜 보면, 심 초음파가 저변화 되기 전에는 도대체 어떻게 진단했을까 하는 의문이 들곤 한다. 감으로 했을까? 아니면 옛날 의사들의 진찰 능력과 손 끝 감각이 요즘 의사들보다 뛰어났기 때문에 잘 잡아 냈을까(솔직히 이것도 정답이 맞다고 생각한다)?

25. 옛날엔 어떻게 진단했을까-심초음파도 없었는데

감염성 심내막염은 변변한 진단 및 치료 수단이 없던 시대에는 고열에 시달리다가 죽어가는 괴질로만 간주되었지, 심장에 균 덩어리가 가서 박혀 있을 줄은 상상도 못 했을 것이다. 심장에 병변이 있다는 사실은 아마 부검을 통해서야 처음으로 증명되지 않았을까 하고 추정했는데, 찾아 보니 진짜 그랬다.

문헌 상으로 공식 보고된 것은 1646년 프랑스의 Lazare Riviere에 의해서였다. 고열과 부정맥으로 시달리다 죽은 환자를 부검해 보니 좌심실과 대동맥 판막에 뭔가 덩어리들이 잔뜩 박혀 있음을 발견했던 것.

이후 Jean-Nicolas Corvisart는 승모판에 생긴 심내막염을 보고 하면서 균 덩어리가 집락을 이루고 있는 모양을 묘사하기 위해 vegetation이란 용어를 처음으로 사용하였다. 그런데 그는 이 내막염의 원인이 매독과 연관이 있는 것으로 가설을 잘못 세웠다.

그리고 Rene-Theophile Hyacinthe Laennec이 등장한다. 그는 1819년에 청진기를 발명함으로써 드디어 심장 질환에 대하여 제대로 접근할 수 있는 토대를 마련해 줌과 동시에, 수많은 감염성 심내막염 증례들을 잘 정리하여 질환의 체계를 세운다. 물론 Corvisart가 주장했던 매독 기원설도 보기 좋게 깨뜨렸다 (Laennec은 Corvisart의 제자였다. 청출어람으로 보은을 한 셈).

19세기 당시 프랑스 파리의 의학계는 부검 연구가 크게 발달하였으며 특히 발열과 심 잡음을 보였던 환자의 양상과 심내막염 부검 결과와의 연관성이 확립된다.

19세기 후반에 접어 들면서 심내막염의 연구 무대는 영국까지 확장되는데, William Senhouse Kirkes는 심내막에 박혀있는 균 덩어리 일부가 떨어져 나와 전신에 퍼져서 혈관을 막을 수 있다는 것을 밝혀 낸다. 이로써 감염성 심내막염의 병리 기전이 점차 본 모습을 드러내게 된 것이다. Kirkes의 업적은 이후 스타급 후학으로서 등장하는 윌리엄 오슬러가 기술하게 될 Osler' node의 기반이 된다.

이후 Rudolph Virchow의 제자인 Emanuel Fredrik Hagbarth Winge가 중요한 기전을 발표한다.
피부에 생긴 뾰루지가 혈류를 타고 심장에 가서 심내막에 박힌다는 과정을 밝혀 낸 것이다. 이를 계기로 감염성 심내막염이 왜 생기는지에 대한 줄거리가 완성된다. Virchow의 또 다른 제자였던 Theodor Albrecht Edwin Klebs (이름을 보고 짐작하셨겠지만 *Klebsiella pneumoniae* 균의 그 Klebs 맞다)는 심내막염 환자들의 부검 결과를 토대로, 모든 심내막염의 원인은 다 균에 의한 감염이라고 좀 성급한 결론을 내린다.

그리고, 마침내 캐나다에서 약관의 슈퍼 히어로가 등장한다.

윌리엄 오슬러 경(Sir William Osler, 1849-1919)이었다.

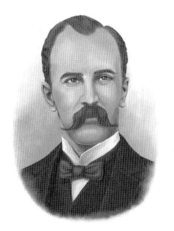

1885년 The Royal Society of Physicians in London(영국 왕립의학회)에서는
캐나다/미국에서 온 젊은 스타 윌리엄 오슬러(William Osler) 교수를 초청해서,
전통의 연례 Goulstonian lectures를 3회에 걸쳐 성황리에 치른다.

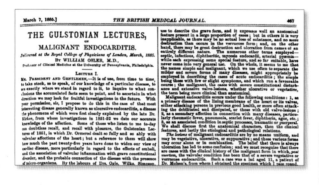

(https://www.ncbi.nlm.nih.gov/pmc/articles/PMC2255866/ 로
가시면 스캔본 전문을 받아 보실 수 있음.)

Goulstonian Lectures란 영국의 의사였던 Theodore Goulston이 1632년에 사
망하면서 200 파운드를 왕립 의학회에 기증하면서, 이를 자금으로 하여 매년 학
회에서 최연소 유망주 4명 중 한 사람을 지목하여 강연을 하도록 유언을 남겼

다. 그리하여 1639년에 첫 강연이 시작되었으며, 현재까지 300여 년에 걸쳐서 시행되고 있는 유서 깊은 연례 강연 행사다. 그 동안의 강연 목록들을 보면 한 마디로 300년 의학사에서 중요한 핵심들이 총 망라되어 있음을 알 수 있다.

오슬러 교수는 이 1885년 강연에서 악성 심내막염(Malignant endocarditis)을 주제로 강의를 하였는데, 그가 경험한 수많은 중증 심내막염 증례들을 종합하여 정리한 내용이었다. 이 강의가 심내막염 역사에서 중요한 이유는 그 동안 축적 된 심내막염에 대한 지식들을 총 망라하여 제대로 정리를 했기 때문이었다. 이 역사적인 강연을 계기로 심내막염에 대한 연구나 진료 등이 제대로 체계를 갖추기 시작한다. 그 유명한 Osler's node도 이 강연에서 언급이 된다. 무엇보다 그는 이 강연에서 심내막염의 임상 양상과 병리 소견을 제대로 조화시켰다. 한 마디로 기초와 임상 의학을 탄탄하게 결합시켜서 질환에 대한 근본적인 이해와 실제 임상에서의 대처 방안 마련에 합리적인 원칙을 세운 것이다. 그가 의학사에서 위대한 거인이자 전설로 남은 이유가 바로 이것이었다. 비단 심내막염 뿐만 아니라 당시 미스터리에 가까웠던 각종 질환들에 대하여 기초부터 시작해서 실전 임상까지 체계적인 패러다임을 확립하였다. 특히 임상가는 환자 옆에 바싹 다가서서 직접 질환을 규명하고 치료해야 한다는 원칙을 처음으로 선도하였다. 환자를 입원 시키면 회진을 꼭 돌고, 병력을 꼼꼼히 청취하고 신체 진찰을 철저히 할 것이며, 그러한 부지런함에서 질병 치료의 돌파구를 마련해야 함을 강조하였다. 또한 교육에 있어서는 임상 실습의 중요성을 역설하였다.

이쯤 해서 '그게 뭐 혁신적인 거야?' 하고 의아해하는 분들이 있을 것이다.

맞다.

오늘날 의료계에서 이러한 원칙들은 너무나 상식적이다.

그런데, 19세기까지의 구미 의료계는 그건 상식이 아니었다.

당시 의과대학이나 의사 교육은 환자를 직접 보기 보다는 책상 물림으로 책만 디립다 파는 소위 didactic method가 주류를 이루고 있었다. 요즘으로 말하자면 임상 실습 교육이 부실한 그런 의대들이 많았다는 이야기다. 그러한 추세에 혁신을 가져온 이들 중 대표적인 의사가 바로 오슬러 경이었다.

이러한 책상 물림 교육은 얼마 안 가서 20세기에 접어들어 Abraham Flexner가 주도한 의대 개혁에 의해 정리가 된다(Flexner라는 성이 익숙하게 다가오는 분들이 꽤 있을 것인데, *Shigella flexneri*의 발견자이자 닥터 노구치의 상사이기도 한 Simon Flexner가 바로 그의 형제이다).

오슬러 경의 정리를 전환점으로 하여, 심내막염은 원인균들이 차례로 밝혀지면서 진면목들이 하나하나 밝혀지기 시작한다.
윌리엄 오슬러 경의 전기는 다음 링크에서 읽을 수 있다. 단, 등록이 되어있어야 전문을 제공 받을 수 있다.

https://jamanetwork.com/journals/jama/article-ab-stract/192214

윌리엄 오슬러가 심내막염을 체계적으로 정리한 이래 20세기 초에 또 하나의 새로운 흐름이 대두되었는데, 바로 영국과 미국을 중심으로 혈액 배양이 심내막염의 진단을 활발하게 주도했다는 것이다. 이를 앞장서서 저변화 시킨 이가 바로 구스타프 말러의 주치의 Emanuel Libman (1872-1946)이었다. 그는 Theodor Escherich (1857-1911)의 제자로 미생물학과 병리학의 기초 내공을 탄탄하게 닦은 임상가였다. (Escherich는 *Escherichia coli*의 그 분 맞다) Libman은 혈액 배양과 더불어 임상 증상들을 합쳐서 심내막염을 진단하는 체계를 세웠는데, 이것이 결국 오늘날의 심내막염 진단 기준의 초석이 된다. 1924년에는 Benjamin Sacks (1896-1971)와 함께 심상성 루푸스 환자에서 생기면서 세균은 배양되지 않는 심내막염을 보고한다. 이것이 소위 말하는 Libman-Sacks 심내막염으로, 균이 개입하지 않은 nonbacterial thrombotic endocarditis (NBTE)이다.

1981년에 von Reyn이 이끄는 연구진은 잘 정리된 심내막염 진단 기준을 발표한다.
이 기준은 definite(확진), probable(거의 틀림없는), possible(의심되는) 그리고 rejected(절대 아님)으로 분류되어 제시되었다. 모처럼 처음으로 잘 정리된 진단 기준이었으나, 실전에 써 먹어보니 많은 문제점들이 발견되었다. 무엇보다도, 확진을 위해서는 반드시 병리 조직 검사에서 균이 증명되어야 한다는 엄격한 잣대가 문제였다. 심내막염 환자들 중에 수술을 해서 병변 조직 검사로 확진하는 경우가 과연 얼마나 되었겠는가? 그리고 심내막염 환자들 중에 적지 않은 비중을 차지했던 약물 정맥 주사 남용자가 대상 환자에 포함되지 않았다.

따라서 뒤에 다룰 Duke 기준에 의하면 심내막염으로 진단되었어야 할 환자들의 상당수가 심내막염 아닌 것으로 기각되곤 했던 것이다. 그리고 이 기준이 나올 당시에 이미 맹활약을 하던 심초음파 소견이 반영이 안 되었다는 것도 문제였다.

심초음파는 이미 1970년대에 나왔는데 이 때만 해도 혈액 배양 등의 보조 수단에 지나지 않았다. 그러나 기술적으로 개선을 하면서 점차 진단 능력이 향상되어 1990년대에 접어 들어서는 심내막염 진단 민감도가 90%를 상회한다. 이쯤되니 심초음파를 심내막염 진단 기준에 포함시키는 것이 불가피하게 되었다.

그래서 나왔습니다.

1994년에 Duke 대학의 David Durack 연구진은 심초음파 소견을 적극 포함시키고, 약물 정맥 주사 남용자까지 포함해서 환자 대상을 넓힌 새로운 진단 기준을 제시한다. 이름하여 Duke 진단 기준이었다.

Durack은 이 진단 기준뿐 아니라 1991년에 Petersdorf의 고전적인 불명열을 보완한 새로운 불명열 진단 기준도 제시한 분이다. 기존의 많고도 많은 불명열 질환들을 크게 4개 분야로 나누어서, 고전 불명열, 병원 감염 불명열, 호중구 감소성 불명열, 그리고 HIV 관련 불명열로 분류하였다. 그렇게 해서 불명열 원인 규명에 드는 에너지를 1/4로 줄여주시긴 했으나, 이는 오늘날 다시 재검토되어 새로운 불명열 기준으로 대체되고 있다.

Duke 기준은 기존의 류마티스 열 진단 기준인 Jones 기준을 많이 패러디한 모양새를 갖추고 있다.

Jones 기준은 다음 링크를 참조하시길:

https://www.mdcalc.com/jones-criteria-acute-rheumat-ic-fever-diagnosis

사실 Jones 기준은 참으로 잘 만들어진 작품이기 때문에 이 틀을 따 오는 것은 당연할 수밖에 없다.

Durack이 불명열을 주로 파고들었기 때문인지 몰라도 Duke 기준을 잘 살펴 보고 응용하면 그것 자체가 심내막염뿐 아니라 아예 불명열 원인 규명에도 훌륭한 수단이 될 수 있음을 알 수 있다.

이 기준이 발표되고 나서 많은 임상 연구진들이 기존의 von Reyn 기준과 비교하여 검증을 실시했는데, 결과는 하나 같이 다 Duke 기준이 훨씬 더 민감도가 높다는 것이었다. 그래서 오늘날엔 Duke 기준이 주류가 되었다.

한편 이 기준은 2000년에 다시 개정되어 modified Duke criteria로 보완 발표되었다.

Duke 기준은 다음 링크를 참조하시기 바란다.

https://www.mdcalc.com/duke-criteria-infective-endo-carditis

28. 심내막염의 치료

오슬러 경의 강연을 기점으로 체계가 잡히기 시작한 이래 항생제 시대가 본격 대두되기 직전까지도 심내막염의 치료는 별 뾰족한 수가 없었다. 단지 patent ductus arteriosus (PDA, 동맥관 개존증)에서 심내막염이 합병된 경우(항생제 시대 직전까지 PDA의 흔한 사망 원인 중 하나가 감염성 심내막염이었다), 이를 수술적으로 결찰 함으로써 성공적으로 치료하곤 했다. 물론 동맥관에 감염된 경우에 한해서이고, 판막에 감염된 경우는 살리지 못했다. 어쨌든 심내막염의 초기 치료는 당분간은 수술이었다.

그러다가 1930년대 말에 나온 초창기 항생제인 sulfonamide를 투여하는 시도가 시작되었으나, 충분히 예상할 수 있다시피 고작 10% 내외의 치료 성공률만 거두었을 뿐이다. 그러나, 얼마 안 있어 드디어 페니실린이 등장하였고, 여러 감염 질환에 시도해 보는 와중에 당연히 심내막염도 치료 대상이 되었다. 아직 시작 단계라 적절한 치료 용량과 기간으로 얼마 정도가 적절한 지에 대해 많은 시행 착오를 겪는다. 그래서 당연히 초반 성적은 썩 좋은 편은 아니었다. 그러나 초반의 부진한 성적이 나온 진짜 원인은 공급량의 절대 부족이었다. 전시 중이었으니 당연했다. 이는 곧 미국에서의 대량 생산을 통해 해결이 되어, 드디어 훌륭한 치료 성적을 거두기 시작한다.

그와 동시에 적정 용량을 정하게 되고, 특히 장기간 진득하게 치료해야 한다는 것 또한 알게 된다.

이젠 누구나 아는 사실이지만, 심내막염의 치료란 심내막에 박혀 있는 균 덩어리들을 한 마리도 남기지 않고 다 죽여야 함을 의미한다. 그러나 그 병변 부위에 터 잡고 있는 균들은 안전 가옥 하에서 별 활동도 안 하고 낮잠만 자고 있기 때문에 항생제가 도달해도 신속하게 죽이기가 어렵다. 따라서 충분한 시일을 가지고 끈기 있게 자근자근 죽여 나가야 하는 것이다. 보통 균혈증 치료 기간의 두 배 내지 세 배 정도로 추정하면 거의 맞다. 또한 항생제는 충분한 농도로 병변 부위에 도달해야 하기 때문에 경구 보다는 정맥 주사로 줄 수 밖에 없다.

각 원인 병원체 별로 어떤 항생제를 얼마만큼의 용량과 기간 동안 줄 것인가에 대해서는 다음 링크를 참조하면 된다.
https://www.ahajournals.org/doi/full/10.1161/CIR.
0000000000000296

(Baddour LM, Wilson WR, Bayer AS, et al. Infective Endocarditis in Adults: Diagnosis, Antimicrobial Therapy, and Management of Complications: A Scientific Statement for Healthcare Professionals From the American Heart Association. Circulation. 2015; 132 (15):1435-1486)

그러나 항생제 만으로는 치료를 완성할 수 없는 경우가 많다. 참으로 아이러니한 것이, 20세기 중엽까지는 수술만이 치료 방법이라고 했다가, 항생제가 등장하면서 내과적 치료만이 해결책이라고 했다가, 곧장 다시 수술까지 해야 하는 걸로 다시 원칙이 재 정립된 것이다.
항생제 투여를 시작하고 일주일이 지나도 열이 떨어질 기미를 안 보이면 혹시 수술이 필요한 것이 아닌지 의심해 보아야 한다. 이 경우엔 판막을 둘러싼 고름집이 있거나 심장 이외의 장기에도 고름집이 있을 가능성을 속히 규명해야 한다. 다시금 상기하지만, 심내막염은 신체 구석 구석 여기 저기로 전이되는 패혈성 색전증이기 때문이다. 또한 순환기 내과 선생님들과의 상호 협조 하에 심초음파를 자주 재검 또 재검하여 판막이 망가졌거나 균 덩어리가 너무 커서 덜렁거리며 끊임없이 색전증을 유발하는지 여부도 확인하고 또 확인해야 한다.
이 모든 것이 바로 내과의 영역을 벗어나 속히 수술을 해야 하는 상황들이다. 실제로 수술까지 가는 경우는 심내막염 환자의 거의 절반이나 되므로, 원인 병원체 밝혀지고 항생제 결정되었다고 안심하고 지내면 안 되며 항상 수술까지 갈 가능성을 염두에 두고 환자 및 가족에게도 이 가능성을 수시로 인지시켜야 한다.

그래서 필자만 해도 감염성 심내막염 환자를 볼 때는 초긴장 상태로 매일매일 문안을 드린다.

뒤에 가서 언급하겠지만, 항생제 치료가 끝날 때 쯤 뇌졸중이 역습을 가해 오기도 하기 때문에 심내막염 환자는 정말로 마음이 안 놓인다.

오랜 세월 동안 감염내과 의사 노릇을 하면서 별별 일을 다 겪고 나니 겁만 잔뜩 늘고 있다, 하하..

심내막염을 잘 진단하고 충분히 잘 치료하여 경과가 좋아서 곧 퇴원을 앞둔 환자가 느닷없이 의식을 잃고 중환자실로 실려가는 사례가 가끔 있다.

원인을 규명해 보니 뇌출혈.

소위 말하는 mycotic aneurysm(진균성 동맥류, 혹은 곰팡이 동맥자루)가 터진 것이다.

이런 상황이 돌발하기 전까지 아무런 신경학적 이상도 없었던 환자가 말이다.

이러한 증례들이 심내막염 치료 경험들 중에서 안 좋은 기억으로 남는 것이고, 그만큼 환자를 보는 데 있어서 잔뜩 경계심을 갖고 보게 하는 것이다.

앞서 언급한 바 있지만, 감염성 심내막염은 심장 질환의 양상으로 내원하는 경우가 의외로 많지 않으며, 1/3 정도는 그냥 불명열, 1/3 정도가 전신 색전증 증상, 그리고 나머지 1/3 정도가 신경학적 이상, 즉 중풍이나 국소 마비 등을 주소로 온다. 신경학적 이상은 심내막염 치료를 시작하면 좋아지는 게 사실이지만 이렇게 치료 종결 때쯤 해서 mycotic aneurysm이 터지는 상황이 드물게 일어난다.

이는 심내막염 환자의 약 2%에서 생기며, 방금 언급했다시피 30% 정도는 치료 시작하고 2주 정도에 생기곤 한다. 심지어는 치료 종결하고 2년 가까이 지나서 발생하는 일도 있다. 물론 예후는 매우 안 좋아서, 이러한 사례의 절반에 가까운 환자들이 사망한다.

Mycotic aneurysm이란 용어는 윌리엄 오슬러 경이 바로 그 1885년 Goulstonian 강연에서 처음 사용하였다. 동맥이 부푼 모양이 마치 버섯처럼 생겼다고 해서 붙인 표현이다. 그렇다고 해서 곰팡이균에 의해 생겼다는 뜻은 아니다. 19세기 말~20세기 초만 해도 mycotic이란 용어는 곰팡이고 세균이고 구별 없이 무차별적으로 사용하던 단어였으며, 오늘날에 와서야 곰팡이균에 국한해서 사용하게 된 것이다. 당시엔 매독에 의한 동맥류에는 luetic이란 용어를, 나머지는 mycotic이라는 용어를 썼다.

이러한 병변이 생기는 이유는 역시 원인균의 색전 현상 때문이다. 전신을 떠돌던 균이 뇌 혈관 중에서도 격랑이 유달리 심한 취약 부위(특히 둘로 갈라지는 부위)에 가서 박힌다. 특히 동맥 경화증이 생긴 부위라면 더더욱 잘 일어나는 일이기도 하다. 한 번 박힌 균들은 슬금슬금 혈관 조직 내부로 점차 깊숙이 잠입해 들어가서 터를 잡고 증식을 한다. 또한 동맥에 영양을 공급하는 혈관의 혈관인 vasa vasorum을 막아서 자그마한 경색을 일으키며, 균으로 인해 생긴 immune complex가 침착되면서 동맥 혈관 벽에 손상을 준다. 그 결과로 해당 혈관은 흐물흐물 탄력을 잃고 꽈리처럼 부풀어 오르기 시작한다. 그 결과 동맥류가 조성되는 것이다.

이게 임상가들을 곤혹스럽게 하는 점은 바로 이것이다. → 아무 증상도 없다. 터지기 전까지는.

그리고 일단 터지면 예후가 안 좋다.

그렇다면 어떻게 대처해야 할까?

내원 당시부터 신경학적 이상을 조금이라도 보였다면 대비하기가 비교적 낫다. 당연히 뇌 자기 공명 영상 등의 검증을 시행했을 것이기 때문.

그러나 아무런 신경학적 증상도 없었을 경우는?

여기서부터 개인적인 의견인데, 이는 직접 겪어보고 험한 상황을 몇 번 당해보니 자연스럽게 나오는 생각이다. 즉, 치료 시작하고 2주 정도 되면 환자와 가족들에게 이유를 잘 설명해서 뇌 촬영을 시행하는 것을 방침으로 삼고 싶다. 소위 말하는 a high index of suspicion 이다.

이것이 사전 주의 고지의 중요성이기도 하다.

또한 퇴원 앞 둔 마지막 며칠 동안은 회진할 때마다 신경학적 진찰 내지 검사를 풀 코스로 철저하게 실시한다. 거기서 조금이라도 이상이 느껴지면 무조건 뇌 촬영. 퇴원 기념 촬영인 셈 치고 말이다.

Primum non nocere?

(Do No harm. 환자에게 쓸데없이 과잉으로 뭔가를 해 주지 마라. 오히려 해가 된다)

내 기준에선 헛소리다.

직접 당해 봐라, 그런 한가한 소리가 나오나.

환자에게 해가 가느니 차라리 과잉 진료 쪽에 서겠다.

그렇게 해서 다행히도(?) 아직 터지지 않은 뇌 동맥류를 발견했다고 하자.

어떻게 대처해야 할까?

여기서부터 논란이 있다.

즉각 수술적으로 치료해야 한다는 주장이 있는 반면에, 한 쪽에서는 항생제 치료를 계속 유지하면서 짧은 간격을 두고 정기적으로 뇌 혈관 촬영을 하면서 모니터하자는 주장도 있다.

어쨌든 일단 동맥류가 발견되면 무조건 신경 외과 선생님과 합동 진료 모드로 들어가며, 수술 여부는 신경 외과 선생님의 결정에 따르는 게 가장 합리적인 방침이라고 본다.

물론, 동맥류가 터지면 지체 없이 신경 외과 선생님이 개입한다.

30. 난 감기에 대해 정식 강의를 받은 기억이 없다

난 감기에 대해 정식 강의를 받은 기억이 없다.

감염에 의한 염증 질환 중에 가장 많은 것은 무엇일까?

다름 아닌 감기 아닐까?

실제로 열 나는 환자들 중에 가장 빈도가 높은 질환은 감기이다.

그런데 말입니다.

학창 시절에 온갖 질환을 배우지만, 막상 돌이켜 보니 감기 하나에 집중해서 강의를 받은 기억이 없는 거다.

괴롭긴 하지만 치명적인 질환까지는 아니고(예외도 있지만), 치료가 어려운 것도 아니며 휴식만 취하면 저절로 낫기도 하고, 너무나 흔하디 흔해서 강의 시간을 많이 할애할 필요성까지는 없었던 것이 아닐까?

나 또한 학생들 강의해 줄 때 감기를 따로 강의해 준 적이 거의 없다.

두어 번 하긴 했었다. 하지만 30분 정도 맛 뵈기 수준으로 하다가 곧장 독감으로 넘어가 나머지 1시간 반을 채우곤 했다.

학생들도 감기 얘기할 때는 살짝 지루해 하다가, 독감으로 넘어가니 눈빛들이 초롱초롱해지곤 했다.

감기는 몰라도 독감은 반드시 시험에 나오니까 당연하지.

요즘 다른 의과대학의 커리큘럼이 어떨지는 모르겠지만, 아마 적어도 내 세대의 의대에서는 감기에만 집중해서 강의가 시행된 곳이 별로 없을 것이라 생각한다.

그래서 감기에 대하여 좀 다루어보고 싶어졌다.

감기는 정식 명칭이 상기도 감염(upper respiratory tract infection, URI)이다.

상부 호흡기에 해당하는 곳에 생긴 염증이라는 뜻이다.

대부분이 바이러스가 원인이고, 드물게 세균이 일으킬 수도 있다.

이건 누구나 다 아는 사실이다.

감기는 사실 우리 나라에서만 쓰는 용어다.

감기는 한자로 感氣라고 표기한다. 느낄 감에 기운 기.

여기서 '느끼다'는 '받는다'라는 의미와 같다.

중국은 감모라고 한다. 感冒(본토 발음은 간마오).

느낄 감에 무릅쓸 모. 우리는 나쁜 기운을 받는다고 생각했지만, 중국인들은 나쁜 기운을 덮어 쓴다고 여겼던 듯 하다.

일본은 가제(風)라고 한다. 정식 한자어는 風邪인데, 어차피 같은 발음인 가제다. 여기서 바람 풍은 가미가제의 바람 풍이 아니고 '기운'을 의미한다. 일본은 사악한 기운이 바람처럼 자기를 공격하는 걸로 생각한 듯 하다. 아니면 혹시 중국의 간마오나 우리의 감기를 음훈으로 갖다 쓰면서 가제라는 비슷한 발음으로 읽은 것인지도 모르겠다.

어쨌든 동북아 3국은 감기란 나쁜 기운을 받은 것으로 간주했다.

반면에 서양은 감기를 cold라고 칭했다.

추운 날씨에 노출되다 보면 걸리는 병이니까 당연히 추위가 온 몸을 덮은 병으로 생각했을 것이다.

이는 당시뿐만 아니라 지금도 당연하게 여기는 이들이 아직도 많다.

그런데, 추운 날씨에 감기가 더 많이 발생하는 것 또한 사실이다.

과연 추위에 떨면 감기에 걸릴까?

추위에 노출되면 우리 몸에서 가장 민감하게 영향 받는 곳은 아마 코일 것이다.

코가 차가워지니 바이러스가 증식하기 좋지. 그러니까 감기에 걸리는 게 당연하다고 추정할 것이다.

그런데, 콧구멍에서 시작해서 약 5 cm까지의 경로에 조성되는 온도 경사는 의외로 꽤 가파르다. 입구가 섭씨 6도이지만 5 cm 정도 들어가면 20도까지 오른다. 그리고 콧구멍에서 시작된 동굴 코스(비강)가 어디 그리 만만한가? 내부 벽면에 병원체에 적대적인 점액(코딱지가 되는..)이 잔뜩 깔린 털 에스컬레이터가 만만찮은 방어막을 구축하고 있다. 웬만한 병원체는 점액에 몰살 당하거나, 살아 남더라도 털들이 작동해서 밖으로 밀어낸다. 물론 기온이 저하되면 털들도 잘 작동을 못 하지만 20도 정도까지 오르면 멈춰서 있을 리가 없다.

콧구멍에 집착하지 말고 좀 더 크게 봐 볼까?

그냥 온 몸을 보자. 몸은 체온을 유지하기 위해 전신 혈관을 수축할 것이다. 그러면 코는 물론이요, 목구멍에도 혈류가 평소보다 덜 갈 것이다. 그만큼 병원체들이 빈 집 털이 하기 딱 좋은 절호의 찬스!

이게 맞다면 추운 겨울철에 목에는 스카프 두르고 얼굴에 마스크 쓰면 감기는 충분히 원천 봉쇄가 될 것이다.

그런데 검증해 보니 실제로는 그렇지 않더라는 것이다.

극단적으로 봐서 몸이 저체온(hypothermia)에 빠진다고 해 보자.

그 상태가 되면 몸은 뇌를 보호하기 위해 염증 지향성 반응들을 최대한 억제한다. 즉, 염증 지향성 싸이토카인(proinflammatory cytokine)을 억제하고, 따라서 염증 세포들을 부르는 것(chemotaxis)도 저하된다. 그 결과, 병원체들이 활개를 칠 확률이 높아진다. 실제로 치료 목적의 저체온증을 유도하면 폐렴의 위험도가 올라간다. 하지만 상기도 감염, 즉 감기의 발생이 많아지는 것은 아니다.

이상의 여러 근거들을 가지고 따져보면, 추위 자체가 곧 감기로 변환되는 것은 아니다. 다만, 바이러스 등이 더울 때보다는 추울 때 여러 모로 증식과 전파에 유리하기 때문에 추위와 감기의 비례 관계가 성립하는 것이지, 추위와 감기 사이에 인과 관계가 있다고 보기는 어렵다.

사실 germ theory가 나온 순간부터 추위=감기라는 패러다임은 깨졌다고 보면 된다.

그래도 감기를 cold로 부르는 것에는 지장이 없다.

감기의 원인들 대부분은 바이러스이다. 대략 백여 종의 바이러스들이 감기를 일으키겠지만, 임상적으로 중요한 것들은 대략 rhinovirus, respiratory syncytial virus, adenovirus, enterovirus, coronavirus, metapneumovirus, bocaparvovirus, 그리고 그 유명한 influenza, parainfluenza virus로 추려진다.

이들은 일선에서 요즘 시행하는 15~16종 키트로 검출하는 메뉴이기도 하다.

이들 중에서도 감기의 원인으로 코감기 바이러스(Rhinovirus)가 반절을 차지한다.

바이러스가 침투해서 감기를 일으키는 기전은 지금까지 다른 질환들에서 설명했던 것과 원리적으로 크게 다르지 않다.

일단 와서 달라 붙고(attachment), 침투하고(invasion), 우리 몸이 방어하느라 전투를 치르다 보니 염증이 생긴다는 순서 그대로다.

염증이니까 역시 혈관이 문제다.

혈관 세포는 헐거워져서 혈관 내 내용물들이 점막으로 새어 나온다. 염증 지향성 cytokine들이 북적대고, 점막에 염증 세포들이 침윤된다. 이러한 것들이 주요 감기 증상들의 기반이 된다.

코 점막에서 이런 일이 일어나면 콧물 흘리고 코 막힘이 생길 수밖에.

기침은 당연히 일어난다고 생각하기 쉽지만, 의외로 원인이 잘 규명되지는 않았다. 상기도에 수용체가 있어서 이것이 중추 신경계로 신호를 전달하여 기침을 하게끔 한다는 일종의 신경학적 반사로 추정하고 있다. 좀 더 쉽게 추정하자면, 바이러스 감염이 상기도를 지나 하기도까지 침범하여 기침을 유도한다는 가설도 있고, 콧물이 목구멍 뒤로 넘어가서 기침이 유발된다(postnasal drip)는 것도 유력한 설명이긴 하다.

침 삼킬 때 목이 아픈 것은 bradykinin에 의한 것으로 보고 있다.

우리는 감염 질환을 앓다가 회복되면, 그 질환에 대하여 면역이 생기곤 한다.

감기도 예외가 아니다.

감기에 걸린 후 나으면, 그 바이러스에 대해서 면역이 생긴다. 그것도 평생.

그런데 우리는 자꾸 걸린다.

음. 왜 자꾸 걸릴까?

오늘 밤 주인공은 나야 나, 나야 나!

- 프로듀스 101 주제가

(출처: Wikimedia)

감기의 가장 흔한 원인인 코감기 바이러스(Rhinovirus)를 예로 들어보자
picornaviridae과에 속하는데, 장 바이러스(enterovirus)와 사촌지간이며
hepatitis A 바이러스와는 육촌쯤 된다.

구조를 보면 외투가 없는(non-enveloped) 한 가닥짜리 RNA (single stranded
RNA, ssRNA)이다.

외투가 없는 대신 축구공 모양의 정20면체(ico-
sahedral - 정5각형, 정6각형이 어우러진) 구조
를 하고 있다.

RV-A, RV-B, RV-C 유형으로 나뉜다.

1956년 Pelon 연구진과 Price 연구진이 차례로
발견하였다. 감기 걸린 환자의 비 인두에서 얻은
검체를 붉은 털 원숭이(rhesus monkey)의 콩팥

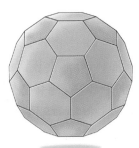

(출처: Wikimedia)

조직에 배양해서 바이러스를 얻은 것이었다. 처음엔 strains 2060과 JH로 명명했다가 echovirus 28형으로 정했었다.

이는 1963년에 재분류되어 결국 rhinovirus로 결정된다.

1984년에 접어들어 완전한 genome 염기 서열이 밝혀졌다(RV-14).

그리고 1987년.
모두 합해서 총 101개의 혈청형이 확정된다.

공교롭게도 101개라 외우기도 좋다.
아이돌 공개 서바이벌 프로그램 프로듀스 101이 연상되지 않는가?
약간 샛길로 빠져 보건대, 100도 아니고 하필 101로 정한 이유는 무엇일까?
아마도 디즈니의 유명한 작품인 101마리 달마시안에서 따 온 게 아니었을까?

계속 101이란 숫자를 강조하는 이유는 바로 감기에 대한 평생 면역의 가능성을 논하고자 하기 때문이다.
앞서 언급했듯이, 어떤 감염 질환을 앓고 나면 그 원인 병원체에 대해서 대개는 평생 면역이 생긴다.
그런데, 우리는 매년 연례 행사로 몇 번씩 감기를 걸린다.
왜 평생 면역을 성취하지 못할까?

정답을 말하기에 앞서서 이 질문 자체는 엄밀히 말해서 틀렸다고 강조하고 싶다.
사실은 평생 면역이 된다.
적어도 한 번 걸렸던 코감기 바이러스에 대해서는 말이다.
그러나 현실은 그렇지 못하다.

독감은 유형이 몇 개 없지만 돌연변이를 매년 심하게 한다.
그래서 한 번 걸린 독감의 유형에 대해서는 평생 면역을 갖지만, 매년 새로이 갱신한 백신을 맞아야 하는 것이다.
그렇다면 rhinovirus도 돌연변이를 심하게 해서 면역을 갖기가 어려운 것이라고 생각하기 쉽지만, 사실은 그렇지 않다.

그리고 나중에 또 다루겠지만, 감기의 원인 바이러스들은 influenza를 제외하고는 RNA 건 DNA 건 절편화 되어 있지 않고 하나로 죽 이어진 유전체 구조이다. 소위 말하는 non-segmented RNA or DNA.

이것이 의미하는 것은, 절편화 되어 있지 않기 때문에 애당초 돌연변이가 거의 불가능하다는 것이다.

산산이 조각이 나 있어야 이리 저리 섞을 여지가 높을 것인데, 그냥 한 몸이니 섞고 자시고가 안 되니까.

그렇다면 왜 그럴까?

Influenza는 돌연변이를 자주 해서 매번 새로운 모습으로 둔갑하는 반면에, 나머지 대다수를 차지하는 바이러스들은 그냥 가지 수가 감당할 수 없을 정도로 지나치게 많은 것이다.

다시 101로 돌아와 보자.

Rhinovirus 는 101 가지 유형이 있다고 했다.

감당할 수 없을 만큼 끔찍하게 많은 것이다.

게다가 같은 형제들임에도 불구하고 교차 면역(cross-reactivity)가 거의 없다.

다시 말해서 rhinovirus 1호를 죽일 수 있는 항체는 2호, 3호, 101호에게는 무용지물이란 얘기다.

그리고 감기 원인 바이러스가 rhinovirus 하나뿐인가? 나머지 절반을 차지하는 각종 바이러스들도 유형의 가지 수가 많다.

인간이 평생을 하나하나 감기를 걸려도 이 바이러스들에 대한 면역능을 완성할 수 없는 것이다.

게다가 Respiratory syncytical virus (RSV) 같은 경우는 아예 면역이 잘 유도 안 되기도 한다(나중에 다시 다루기로 하겠다).

이 모든 게 감기 백신이 사실상 불가능한 이유이다.

요약해 보자.

평생 면역은 이론적으로는 가능하다.

Rhinovirus만 놓고 보면 101번 감기를 걸리면 적어도 이놈들에 관한 한 평생 면역이다.

그러나 이걸 달성하려면 삼천갑자 동방삭 수준 정도 초인적으로 오래 살아야 한다.

따라서 사실상 평생 면역은 실제로는 불가능하다고 결론을 내릴 수 있다.

32. 감기 걸렸는데 눈이 시뻘게지면 adenovirus

감기 걸려서 왔는데, 눈도 시뻘겋게 결막염 증상까지 동반된 이들이 종종 있다. 발진도 있다면 홍역까지 의심해 볼 필요가 있지만, 아니라면 adenovirus 가능성에 더 무게를 싣는다.

Adenovirus는 1952년 Rowe 등이 수술로 절제한 편도 아데노이드(adenoid tonsil)에서 검출하였다.
아데노이드에서 검출된 바이러스라 adenovirus로 명명된 것.
Adenoid는 gland와 유사하다는 뜻으로, 비 인두 편도(nasopharyngeal tonsil)를 말한다.
즉, 콧 구멍을 지나 목 구멍(인두)으로 진입하는 어귀에 있다.
잘 아시다시피 림프 조직이다.
가끔 전공의 선생들이나 실습 학생들에게 "우리 몸에 편도는 몇 개일까?"하고 물어보곤 한다.
열에 아홉은 "두 개요."하고 해맑게 대답한다.
이비인후과 선생님들이라면 너무나 기본적인 질문이지만 말이다.
이렇게 대부분 입을 "아~!" 하고 벌려서 보이는 편도 한 쌍만이 모두라고 생각하는 이들이 의외로 많다.
그러나, 그렇게 보이는 편도는 구개 편도(palatine tonsil)이며, 편도 조직 중 하나일 뿐이다.

실제로는 앞서 언급한 adenoid tonsil과 palatine tonsil, 유스타키안 튜브에 인접한 tubal tonsil, 그리고 혀 뒤에 깊숙하게 자리 잡고 있는 lingual tonsil까지 있다. 이 구조물들을 정면에서 보면 마치 원처럼 배열되어 있어서 Waldeyer's ring이라 부르는 것이다.

이들이 하는 일은 림프구가 우글거리는 조직이므로 병원체가 침입하면 즉각 전투 태세로 나서는 역할을 한다.

그래서 염증이 생기면 부어 오를 수밖에.

Adenovirus 는 double-stranded DNA로,

역시 외투를 입지 않은 정20면체 축구공(icosahedral capsid) 구조이다.

기본 단위인 capsomeres가 252개인데, 육각형(hexon protein) 240 + 오각형(penton) 12개로 이루어져 있다.

이들이 어우러지면 20개의 표면과 12개의 세로축이 조성된다.

그리고 오각형에서 fiber가 뻗어 나와 바이러스를 받아들일 receptor와 반응한다.

이 수용체들은 coxsackie B virus-adenovirus receptor (CAR)라 하며 immunoglobulin의 모양을 하고 있다.

상피 세포의 tight junction에 소재하는데, 상기도뿐 아니라 심장, 중추신경계, 비뇨기계, 폐, 간, 장 등에도 분포한다.

즉, 감기만 일으키는 게 아니라 이들 장기에도 염증을 일으킬 수 있다는 의미이다.

감기는 주로 type 5, 7, 14, 21이 일으키며, 5형은 유행성 각막 결막염(Epidemic keratoconjunctivitis, EKC)의 원인이기도 하다.

서두에 언급했던 결막염 + 감기는 pharyngo-conjunctival fever로 type 3과 7이 주로 일으킨다.

원래 소아 질환이지만 성인도 종종 걸려서 온다. 발병 전 병력을 잘 캐물어보면 수영장에 다녔다는 분들이 꽤 있다.

그 밖에 위장관염, 심근염, intussusception, 그리고 출혈성 방광염의 원인이기도 하다.

일반인들에게서야 감기 원인 병원체이지만, 조혈모 세포 이식 환자 등의 면역 저하 환자에서는 치명적인 기회 감염 원인이 될 수 있다.

Adenovirus는 증식 능력 일부를 무력하게 만들어서 유전자를 배달해 주는 수단으로도 쓸 수 있다.

그래서 유전자 치료나 백신의 매개체로 사용되기도 한다.

Adenovirus type 12는 설치류 세포에서 암을 유발했다는 실험 결과가 있기에 암 유발 바이러스로 분류될 수 있지만, 사람에게서는 아직 해당 사항이 아니다.

33. 면역이 잘 안 생기는 RSV와 누명 쓸 뻔한 사촌 metapneumovirus

*Respiratory syncytial virus (RSV).

이름 그대로 어느 세포 하나를 감염시키면 주변 세포들에게까지 마수를 뻗쳐서 융합해 버리는(syncytium) 특징을 보인다.

1956년에 Morris 연구진이 발견하였다.

계통 분류 상 paramyxoviridae 과에 소속되며, 나중에 언급할 metapneumo-virus가 사촌 격이다.

튼튼한 외투(envelope)를 두르고 있는 negative sense RNA이며, 유전체 구조는 절편이 아닌 하나의 몸통으로 잘 모여 있다(non-segmented).

F와 G protein 이 병리 기전에 주로 관여하는데, 특히 F protein이 세포들을 융합하는 주범이다(F for the Fusion).

항원형은 A와 B가 있는데, G protein 유전자 서열이 제각기 달라서 다양한 유형들을 보인다.

이 바이러스는 감기 바이러스들 중에서도 숙주 면역능 발휘를 최대한 저지하는 능력을 보유하고 있다.

일단 자체 보유한 NS1 (nonstructural 1) & NS2 protein이 인체의 type 1 interferon을 강력하게 억제하여 innate immunity 발현에 지장을 초래한다. 또한 림프구 증식 등의 helper T-cell 작용을 저해하고 dendritic cell 이 CD4+ cell 을 활성화하는 것도 억제하며, CD4+ & CD8+ lymphocytes의 apoptosis를 조장하는 등, 적응 면역의 생성을 방해하여 기억이 남지 못하게 한다.

그래서 같은 유형의 바이러스에 의한 재감염이 가능하다.

감기의 원인이기도 하지만, 그보다는 좀 더 하부 지향적이라, 세기관지염이나 천식을 잘 일으키고, 만성 폐쇄성 폐질환을 종종 악화 시키곤 한다(acute exacerbations of chronic bronchitis, AECB).

특히 병원에서 발생하면 전파가 매우 잘 되므로 감염 관리에 있어서 만전을 기해야 할 바이러스이다.

역시 조혈모 세포 이식 등의 면역 저하 환자에서 중요한 기회 감염 원인 병원체이므로 각별히 유의해야 한다.

*누명 쓸 뻔 했던 RSV 사촌 metapneumovirus

2001년에 발견되었으니 비교적 신인인 셈이다.

2002년에서 2003년에 걸쳐 발생했던 SARS (severe acute respiratory syndrome)의 원인 바이러스로 한 때 억울하게 지목을 받기도 했었다. 아마 신인이라서 그랬던 듯 하다. 결국 coronavirus로 확정되긴 했지만.

RSV의 사촌격으로 역시 튼튼한 외투(envelope)를 두른 negative sense single-stranded RNA이다.

사촌이니까 여러 모로 RSV 와 임상 양상이 유사하다.

AECB에 관여하지만 그래도 RSV 보다는 순한 맛이다.

RSV와는 달리 숙주 면역을 저지하는 NS1 & NS2 protein 같은 것이 없는 탓일 거다.

34. 막내 Bocavirus

Bocavirus 혹은 Bocaparvovirus는 2005년에 발견되었으니 감기 바이러스들 중에 가장 막내인 셈이다.

이름에서 짐작할 수 있듯이 parvovirus에 해당한다.

Boca란 명칭을 대하면 아르헨티나의 축구 팀 보카 주니어스(Boca Juniors)가 연상되곤 한다.

수도 부에노스 아이레스에 인접한 La Boca에서 창설된 것이 팀 명칭의 유래이다.

Boca는 영어로 mouth, 즉 입이란 뜻이다. 소재지가 부에노스 아이레스의 입구에 해당하기 때문에 붙여진 이름인 듯하다. 필자가 거주하는 부천은 서울의 La Boca인 셈.

보카 주니어스는 다름 아닌 디에고 마라도나가 뛰었던 팀으로도 유명하다.

이 Bocavirus라는 이름도 '입'에서 나왔다는 의미로 붙인 걸까?

Parvovirus는 외투를 걸치지 않은 non-enveloped DNA 바이러스로 매우 작다.

Parvo는 parvum, 즉 매우 작다는 뜻에서 유래된 명칭이다.

이 가문에서는 소아의 fifth disease, 다발성 관절 질환, aplastic crisis 등을 일으키는 B19가 유명하다.

Bocaparvovirus는 2005년에 어느 스웨덴 소아의 검체에서 발견된다.

1형(HBoV1)부터 4형까지 분류된다.

1형은 호흡기 검체에서

2~4형은 분변 검체에서 나온다.

그래서 1형은 주로 호흡기 질환, 2~4형은 주로 위장관 질환과 연관된다.

그런데, 이 bocavirus가 정말로 호흡기 질환을 일으키는지에 대해서는 이견이 분분하다.

다른 바이러스도 동시에 감염된 경우도 많아서 bocavirus가 감기 등의 원인 바이러스인지에 대해서는 그 인과 관계가 아직 확정이 되진 않았다.

그래도 임상에서 시행하곤 하는 바이러스 15~16종 검사 항목 메뉴에는 들어 있으며 가끔씩 양성으로 나오곤 한다. 물론 나는 이를 원인 바이러스라고 단정하진 않는다.

감기, 혹은 상기도 염증의 원인 바이러스로 influenza나 parainfluenza, coronavirus (SARS, MERS의 그 바이러스!) 등이 더 있으나 이들은 이미 유명한 바이러스이고 많이들 다루었으므로 굳이 다루지 않기로 하겠다.

대단원의 막을 내리며

오케이.

여기까지 하고 종결하려 한다.

열부터 시작해서 패혈증을 전환점으로 하여 어느덧 염증까지 들어와 각종 감염에 의한 염증 질환을 다루어 봤다.

마음만 먹으면 수막염, 폐렴, 심내막염 외에도 다른 장기의 감염 질환까지 다룰 수도 있었으나, 그러다 보면 아예 감염내과 교과서를 한 권 쓰는 셈이라 이쯤 해서 멈추기로 했다.

이제 대단원의 막을 내리려는 시점에서 여러 단상이 떠오른다.

무엇보다, 슬프지만 인정할 수밖에 없는 사실을 다시금 실감하게 되었다.

인간은 평생 염증에 시달린다.

염증이라는 것이 꼭 어느 특정 질환만이 아니고, 나이를 먹는 것 자체도 넓은 의미에서의 염증이다.

그리고 우리 몸은 이러한 꾸준한 염증과 국지전 혹은 전면전을 벌이면서 삶을 보낸다.

이러한 면에서 볼 때, 또 하나 슬프지만 받아들여야 할 사실은 '무병장수'란 있을 수 없다는 것이다.

항상 건강하게 평생을 살고 싶지만, 현실은 끊임 없이 질병과 싸워가면서 살아가는 것이 우리 몸의 숙명인 것이다.

'숙명'이란 단어는 다시 말하자면 '받아들이고 정면으로 대결하면서 적응함'을 의미한다고 본다.

그리고 이러한 평생 전투를 도와주는 것이 의료인의 임무일 것이다.

이 의무를 위해 갖춰야 할 것이 바로 지식이라고 생각한다.

실전 능력이란 개인기만이 모든 게 아니다.

개인 기량을 발휘하기에 앞서서 반드시 선행해야 하는 것은 올바른 상황 파악과 판단력이다.

이 능력은 저절로 생겨나는 것이 아니고 오랜 시간 쌓아온 내공에서 비롯된다.

이를 위해서 각종 질환에 대한 기초적인 병인론을 비롯한 지식을 숙지해야 하는 것이다.

즉, 실전에 앞서서 이론적 기반을 탄탄하게 닦는 것이 진정으로 필요하다.

지금까지 기술한 내용들은 바로 이런 면을 핵심으로 하여 쓴 것이다.

당장 실전에 써먹을 수 있는 유형의 지식은 아니기에 자칫 소홀할 수 있는 이러한 기초 지식을 내공으로 부지런히 갈무리하고 쌓아놓는 것.

바로 이러한 자세를 잊지 않는 것이 가장 중요한 것이 아닐까.

(大尾).

Index

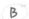

232